H.W. LONG

UNA VIDA SEXUAL
SANA Y EQUILIBRADA

Algunas cosas que toda la gente cuerda debería saber
sobre la naturaleza y el funcionamiento del sexo;
su lugar en la economía de la vida,
su formación adecuada y
ejercicio justo.

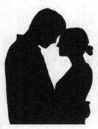

OMNIAVERITAS®

DOCTOR H.W. LONG

UNA VIDA SEXUAL SANA Y EQUILIBRADA

Sane Sex Life And Sane Sex Living
1919

Traducido y publicado por
OMNIA VERITAS LTD
OMNIA VERITAS.
www.omnia-veritas.com

© Omnia Veritas Limited - 2024

A los colegas de la profesión médica a cuyas manos pueda llegar este libro, y a todos los que puedan leerlo bajo su dirección, este volumen está sinceramente dedicado por el autor.

NOTA AL LECTOR

Para hacerse una idea correcta del libro, es esencial leerlo de principio a fin sin saltárselo. Una vez leído, puede releerse, aquí y allá, según lo desee el lector. Sin embargo, para una primera lectura, el autor desea fervientemente que se lea cada palabra, ya que no de otra manera se puede alcanzar el propósito del libro.

INTRODUCCIÓN

A medida que hemos avanzado en el tiempo, de vez en cuando, desde el maestro religioso, el estadista, el inventor, el trabajador social, o desde el médico, el cirujano o el sexólogo, ha habido una "*vox clamantis in deserto*". Por lo general, estas voces han caído en oídos desatentos; pero una y otra vez, algún estudioso de los libros, algún estudioso de los hombres, algún inspirado, desinteresado o altruista ha recogido el grito; y por fin la humanidad irreflexiva, desatenta, superficial y satisfecha de sí misma se ha vuelto para escuchar.

Aristóteles, por el método inductivo seguro, aprendió y enseñó mucho sobre las relaciones sexuales de hombres y mujeres, que hoy nos convendría tener en cuenta. Balzac, Lutero, Michelet, Spencer, y más tarde, a nuestras mismas puertas, Krafft-Ebbing, Forel, Bloch, Ellis, Freud, Hall, y decenas de otros han añadido sus voces. Todos ellos han visto hacia dónde íbamos a la deriva, y han hecho enérgicas protestas de acuerdo con sus luces. Muchas de estas protestas deberían haber sido escuchadas, pero no lo fueron, y sólo ahora están empezando a ser tenidas en cuenta. Sturgis y Malchow han sido pioneros en el campo de una vida sexual sana, ética, religiosa y sana, y han hablado seriamente de estas cosas a una profesión que no les prestaba atención. Ahora tengo el honor de escribir unas palabras introductorias a un libro en este campo, que es sano, sabio, práctico, totalmente veraz e indeciblemente necesario.

Puedo respaldar las enseñanzas del libro del Dr. Long más plenamente porque, durante casi un cuarto de siglo, he sostenido puntos de vista similares y he dispensado información parecida, aunque quizá menos explícita. Sé por larga observación que la enseñanza es sana y necesaria, y que los resultados son universalmente edificantes. Tales enseñanzas mejoran la salud, prolongan la vida y promueven la virtud, aumentando la felicidad y disminuyendo las cargas de los hombres, por un lado; por otro, reduciendo sus crímenes y vicios. Un libro como éste me habría resultado inestimable en el momento de mi entrada en el estado matrimonial; pero si lo hubiera tenido, no me habría visto obligado a adquirir los conocimientos que ahora me permiten afirmar con toda solemnidad, que conozco personalmente a cientos de parejas cuyas vidas naufragaron por falta de tales conocimientos, y que conozco más íntimamente a cientos de otros a quienes la enseñanza verbal según las líneas que él ha establecido, ha traído felicidad, salud y bondad.

El Dr. Long no propone teorías; yo tampoco. Ha encontrado, estudiándose a sí mismo y a otras personas, una forma sana y saludable de vida sexual, y la ha prescrito sin temor a un círculo limitado durante mucho tiempo. Le felicito por su perspicacia, temeridad y sabiduría. No ofrece ninguna disculpa, y no hay ocasión para ninguna. Dice: "Todo ha sido expuesto en el amor, por un amante, por el bien de los amantes que aún están por venir, con la esperanza de ayudarles hacia una consumación divina". Es decir, él ha desarrollado estas ideas en casa, y luego las ha difundido en el extranjero, o, él las ha encontrado en el extranjero y las ha traído a casa; y han funcionado.

Yo también hablo un poco *ex experientia* y tengo un conocimiento personal íntimo de muchas de estas cosas. Por lo tanto, abogo por su doctrina, tanto más fácilmente, y sostengo que la humanidad necesita estas ideas tanto hoy como cuando M. Jules Lemaitre escribió su tardía introducción a *L'Amour* de Michelet. Dijo: "*Il ne parait pas, après quarante ans passes, que les choses aillent mieux, ni que le livre de Michelet ait rien perdu de son a-propos.*" Han transcurrido veinte años más y las cosas aún no han mejorado mucho. Las charlas sobre el sexo franco, como las enseñanzas del Dr. Long, son hoy tan a-propos como lo era el libro de Michelet cuando fue escrito, o cuando, después de haber transcurrido cuarenta años, M. Lemaitre escribió su introducción.

El idealismo es correcto, y todos lo aprobamos; tanto, que muchos de nosotros no podemos ver que el ultra-idealismo, el extremismo en lo correcto, (es tonto intentar alcanzar algo mejor que lo mejor) puede ser erróneo. Indudablemente, la devoción total a lo material y físico, también es errónea; pero nunca debemos perder de vista el hecho palpable de que, a menos que tengamos una base física o material adecuada, estable, natural y bien regulada, nos quedaremos cortos en todos los ideales. Los ajustes físicos adecuados permiten la realización de ideales realizables. Los ideales irrealizables son quimeras perseguidas en el futuro, mientras un mundo que debería ser humano y feliz espera en el vicio y la miseria. Deduzco que el Dr. Long cree que reducir este vicio y miseria, y aumentar la felicidad humana y mejorar la salud son obras adecuadas con las que acompañar una fe en el Árbitro de nuestros destinos.

Si así desarrolla su idea de la integridad del universo, estoy totalmente de acuerdo con él. Su libro, dado que describe los numerosos detalles de una vida sexual normal, sólo puede venderse, gracias a nuestro mojigato público, a la profesión. Creo que debería llegar al gran público como ha llegado antes a su pequeña comunidad.

A pesar de sus ideales imperfectos, Oriente ha perdurado, mientras que nosotros, los occidentales, estamos decayendo rápidamente. Nosotros, aprendiendo de los hindúes algo del arte de amar y de la vida natural de los casados, podemos perpetuar nuestra civilización. Ellos, adoptando lo mejor de nuestro trascendentalismo, pueden alcanzar un desarrollo superior al que nosotros hemos alcanzado.

Ha llegado el momento de que un libro como éste atraiga la atención de los médicos, ya que ahora un público despierto les exige, como conservadores de la vida y directores de la vida fisiológica, instrucciones explícitas en todo lo que concierne a la vocación del médico, sin omitir los detalles íntimos, intrincados, durante mucho tiempo tabú y desdeñados de la vida sexual y la procreación.

DOCTOR W.F. ROBIE,

CONTENIDO

INTRODUCCIÓN

Por el Dr. W.F. Robie, autor de "El arte de amar"

La información sobre el sexo mejora la salud, prolonga la vida, fomenta las virtudes y aumenta la felicidad. Este libro describe detalles de la vida sexual normal, describe el arte de amar y da instrucciones explícitas sobre las intimidades de la vida sexual.

PRÓLOGO

Responde a los problemas de la vida sexual en las delicadas relaciones del matrimonio-La mayoría de la gente es demasiado tímida para revelar las razones de sus dificultades sexuales-Conoce en un libro lo que es menos embarazoso de obtener-Nunca antes la gente había podido encontrar los datos que más deseaba saber-Este libro, preparado especialmente para ayudar a los maridos y a las esposas a llevar una vida sexual sana, les da datos que todos los casados deberían conocer-Explica cómo utilizar esa información para que el matrimonio sea un éxito-Especialmente valioso para los recién casados si lo leen en la luna de miel-Los que ahora están casados y no se llevan bien encontrarán en este libro un alivio a sus sufrimientos y desdichas.

INTRODUCCIÓN EXPLICATIVA

Enseñanzas erróneas sobre el sexo-Los niños se crían en la ignorancia sobre cuestiones sexuales-Los padres, las escuelas, las iglesias no dan información-Pero los niños se enterarán aunque acudan a fuentes equivocadas-Alguien debe decir la verdad-Este libro lo hace.

EL ARGUMENTO Y LA INFORMACIÓN

Hasta hace poco era un delito dar conocimientos sobre las relaciones sexuales-El conocimiento del sexo se negaba por egoísmo o mojigatería-Esto está mal porque el sexo es de suma importancia para los seres humanos-Los males, los crímenes, las desgracias son el resultado cuando las personas se ven obligadas a ser ignorantes del conocimiento que necesitan-Condenadas a sufrir torturas cuando podrían disfrutar de delicias-El sexo es limpio y natural-Por fin el conocimiento del sexo se puede dar libremente-Los consejos de este libro se han obtenido de la experiencia personal y profesional.

LA ACTITUD MENTAL CORRECTA

Información definitiva que ayudará a maridos y esposas a encontrar la felicidad perpetua y creciente durante toda su vida-Deber de novios y novias de familiarizarse con las necesidades sexuales de cada uno-Ningún hombre o mujer debería avergonzarse de su constitución sexual-Deberían estar orgullosos de sus funciones sexuales y virilidad-Lean el libro sin vergüenza ni asombro-Obtener la verdad honesta sobre estos asuntos es lo más esencial para la vida.

LOS ÓRGANOS SEXUALES

Los órganos sexuales masculinos son el pene y los testículos-Tamaño y forma del pene en reposo y durante la excitación sexual-Posición de los testículos-Por qué un testículo es más grande-Regiones púbicas en hombres y mujeres. Los órganos sexuales femeninos son la vulva, el conducto vaginal, el útero y los ovarios-Longitud del conducto vaginal en comparación con el pene distendido-Tamaño y formación del útero-Posición de los ovarios.

FUNCIÓN DE LOS ÓRGANOS SEXUALES

Finalidad principal del sexo en la raza humana-La vida es el resultado de la unión de dos fuerzas-El nacimiento es igual en los seres humanos que en otras formas de vida-Proceso de concepción en la mujer-Cómo el óvulo femenino es fecundado por el masculino-Cuándo comienza y termina la pubertad en la mujer.

La menstruación, su causa y significado-Cuándo puede fecundarse el óvulo-Origen de los espermatozoides en el hombre-Propósito de la glándula prostática-Qué es el semen-Para el nacimiento de una nueva vida es necesaria la unión de los órganos sexuales masculino y femenino-El pene en el hombre y el clítoris en la mujer son focos "excitantes"-El clímax del coito.

El uso de los órganos sexuales para producir descendencia es el mismo en la humanidad que en los animales-Una forma en que los seres humanos difieren de los animales en las relaciones sexuales-El coito es posible en los animales sólo en la temporada de "celo"-En los seres humanos el coito es placentero en cualquier momento-Lo que esta diferencia significa para la felicidad-La base del éxito real en el matrimonio-Los casados pueden alcanzar las más altas condiciones de matrimonio cuando saben y practican lo que es correcto en el sexo-No hay "derechos" conferidos en las relaciones sexuales a través de la ceremonia del matrimonio.

Diferentes puntos de vista sobre las relaciones sexuales con fines de felicidad-Los candados para impedir el ejercicio de las funciones sexuales-Efecto de las falsedades sobre las relaciones sexuales-Las novias inocentes y los maridos bonachones-Las diferencias de opinión de las novias y los novios conducen a terribles males en la noche de bodas-Las falsas enseñanzas a menudo dan lugar a la "violación de la noche de bodas"-Cómo el conocimiento definitivo evita esta conmoción a la novia y hace que la dicha sea perfecta-El segundo tipo de coito reservado sólo para los seres humanos puede traer el más alto bienestar físico, mental y espiritual.

EL ACTO DEL COITO

El coito consta de cuatro partes o actos-Donde comienzan las noventa y nueve centésimas partes de todos los problemas matrimoniales-Suele ser culpa del marido por ignorancia o descuido.

Primera parte del acto del coito-Diferencia entre hombres y mujeres en cuanto al tiempo necesario para la preparación sexual-Las mujeres suelen ser más lentas-Flujo prostático y secreción precoital-Coito perjudicial cuando uno de los dos no está totalmente preparado para la unión sexual-Tomarse el tiempo es la característica más importante-Información especial para recién casados-Miedo de la mujer a "algo nuevo" y al embarazo-El marido no debe insistir en sus "derechos" [pág. 10 miedo a "algo nuevo" y al embarazo-El marido no debe insistir en sus "derechos" [pág. 10]-Los males que siguen a esta actitud errónea-El verdadero matrimonio basado en el amor mutuo-Clave de la felicidad conyugal-El amor conyugal necesita un cuidado continuo por parte del marido y la mujer-Instrucciones para realizar la primera parte del acto del coito.

Segunda parte del acto del coito-Múltiples posiciones posibles-La mejor posición-Instrucciones para realizar la segunda parte del acto del coito.

Tercera parte del acto del coito - Un error común cometido por muchas esposas, especialmente las novias jóvenes - Necesidad de completa libertad por parte de la mujer - Duración del tiempo requerido - Habilidad e intensidad necesarias por parte del marido y la esposa - Instrucciones para realizar la tercera parte del acto del coito.

Cuarta y última parte del acto del coito-Cuando se realiza correctamente es la mayor de todas las experiencias humanas-Lo que le ocurre al hombre-Lo que le ocurre a la mujer-Sin relación con la posibilidad de embarazo-Diseñado por la naturaleza especialmente para la satisfacción y el placer de la mujer-Instrucciones especiales para el marido y la mujer-Revisión de las cuatro partes del acto del coito.

LA PRIMERA UNIÓN

Condiciones especiales que deben tenerse en cuenta cuando la novia va a tener su primer encuentro sexual-Su estado de ánimo-Necesidad de un mejor conocimiento-Lo que tanto la novia como el novio deben saber sobre los órganos sexuales de la mujer; dónde se encuentran, partes, cómo están construidos, sensibilidad-Cómo la forma y el tamaño de la boca indican la forma y el tamaño de los órganos sexuales de la mujer.

El himen o "cabeza de doncella"-Significado de su presencia o ausencia-Cómo puede extirparse sin peligro ni dolor-La primera unión debe realizarse por deseo y esfuerzo mutuos-Posibilidades de concepción en el coito-Deseo de tener hijos.

El derecho a tener hijos cuando se desee-Una cuestión de elección-Diferencia entre infanticidio, aborto y prevención del embarazo-Cómo el marido y la [pg 11]mujer pueden saber cuándo no hay peligro de impregnación-Una regla del coito que nunca debe violarse-Qué información sobre el embarazo puede obtenerse del período menstrual-La mayoría de las mujeres tienen dos semanas de "tiempo libre" cada mes-Libertad del miedo un logro que se suma a la felicidad del matrimonio.

EL ARTE DE AMAR

Debe aprenderse y dominarse porque los cónyuges a menudo no son compatibles ni física ni psíquicamente-Casos ordinarios de incompatibilidad física-Diferencia en el tamaño de los órganos sexuales puede producir resultados desafortunados-Cómo descubrir la incompatibilidad física-Cómo corregirla-Instrucciones para superar la incompatibilidad física.

Desajuste psíquico-Diferencias entre hombres y mujeres causa de gran insatisfacción si no se conocen y corrigen-Instrucciones para corregir el desajuste psíquico si el marido es culpable; si la mujer es culpable-Alargar el tiempo de la primera parte del coito-Inducción del flujo precoital en la mujer-Esencial que la primera parte del coito continúe hasta que la mujer esté preparada para la segunda parte-Necesidad de que el marido conozca formas de alargar el tiempo de la tercera parte del coito-"Mantener la gorra puesta"-Qué puede hacer la mujer para corregir el desajuste físico y psíquico.

La estimulación sexual es correcta y sana-Instrucciones si las relaciones sexuales normales son imposibles-Información especial sobre estimulación sexual para novias y novios-Adición valiosa al conocimiento del sexo.

COITUS RESERVATUS

Un abrazo de amor mental y espiritual-Cumplimiento del cortejo-Especialmente valioso durante el tiempo en que la mujer no está "libre"-Valor de la estimulación sexual si no se lleva al exceso.

Frecuencia del coito-Hombres que se agotan-Mujeres que agotan a sus maridos-Desajuste en temperamento y deseo sexual-Cómo [pg 12]corregirlo-Mujeres anestesiadas al deseo sexual, y cómo superarlo-Impotencia en el hombre.

Cuán tarde en la vida puede practicarse el coito con beneficio para la salud-Peligro de retener el funcionamiento sexual-Órganos sexuales capaces de funcionar hasta tarde en la vida-Deseos sexuales en la mujer después del "cambio de vida"-Prueba de que el Arte de Amar debe aprenderse y que puede traer felicidad para toda la vida.

LIMPIEZA

Necesidad de mantener el cuerpo limpio, reacción sexual-Partes del cuerpo que la mujer debe tener especial cuidado de mantener limpias-Parte del cuerpo que el hombre debe tener especial cuidado de limpiar-Efecto de los olores de boca y axilas.

EMBARAZO

El hogar completo con hijos es el logro supremo de la vida-Tener hijos debe ser una elección deliberada de los padres-Momento adecuado para tener hijos-Peligro de esperar demasiado para tener hijos-Cuándo debe nacer el primer hijo-A qué edad deben nacer los hijos de los padres.

Es prudente el coito durante el embarazo-Cómo el Arte de Amar prevé este tiempo-Pasiones de la mujer durante el período de embarazo-Criminal que el marido obligue al coito a la mujer a menos que ella lo desee.

CONCLUSIÓN

Libro escrito con el propósito de ayudar al amante hacia la consumación divina-Dos instrucciones finales-Convertirse en maestro del Arte de Amar-Aprender la ciencia de la Procreación.

Sobre los casados que no pueden tener hijos-Una guía para la felicidad-Hechos principales del verdadero matrimonio.

PRÓLOGO

A los miembros de la profesión médica a cuyas manos llegue este libro:

Las páginas que siguen tienen más el carácter de un manuscrito, o de una conversación de corazón a corazón entre personas que se tienen mutua confianza, que el de un tratado técnico o estrictamente científico sobre el tema que nos ocupa; y no puedo hacer nada mejor, para todas las partes interesadas, que explicar, justo aquí al principio, cómo se llegó a esta situación, y por qué he decidido dejar la copia prácticamente como fue escrita originalmente.

En común con casi todos los miembros de nuestra profesión que se dedican a la práctica general de la medicina, he tenido un número de hombres y mujeres casados, esposos y esposas, pacientes y otros, que han venido a mí en busca de consejo y asesoramiento sobre cuestiones que se refieren a su vida sexual, ya que el problema se presentó a ellos personalmente. Como todos sabemos, muchos de los casos más graves y complicados que tenemos que tratar tienen su origen en estas delicadas relaciones que tan a menudo existen entre las personas casadas, de todas las clases y variedades.

Durante varios años hice lo que pude por esos clientes míos, por medio de conversaciones confidenciales y cosas por el estilo, y mi experiencia en este sentido está probablemente a la par de la de mis hermanos médicos que se dedican al mismo tipo de trabajo. No hace falta decir que he encontrado, como sin duda usted ha encontrado en las mismas condiciones, muchos obstáculos para evitar resultados satisfactorios, por este método de procedimiento. Mis pacientes eran a menudo tan reticentes, o tímidos y vergonzosos, que con frecuencia era difícil llegar a los hechos reales en sus casos, y, como todos sabemos, muchos de ellos, por estas y otras razones, ocultaban más de lo que revelaban, manteniendo así fuera de la evidencia los elementos más vitales y significativos en sus casos individuales. Todas estas cosas, por supuesto, tendían a empeorar las cosas, o no daban lugar a nada que realmente valiera la pena.

Después de algunos años de este tipo de experiencia, y meditando mucho sobre la situación, llegué a la conclusión de que un porcentaje muy grande de todos estos problemas que yo y mis clientes teníamos que enfrentar, era casi enteramente el resultado de la ignorancia por parte de aquellos que venían a consultarme; y como el conocimiento es siempre el antídoto para el desconocimiento, llegué a la conclusión de que, si fuera posible "poner a esta gente sabia" donde ahora estaban tan desinformados, podría de una vez salvarlos de mucho daño y a mí mismo de muchos problemas y molestias.

Además, recordé que una vez oí a un sabio decir que a menudo "lo que no se puede decir se puede cantar"; y me di cuenta de que es igualmente cierto que muchas cosas que serían incómodas o embarazosas si se dijeran a una persona cara a cara, se le podrían decir por escrito impunemente. Esto me pareció especialmente cierto en el caso de mis pacientes mujeres, algunas de las cuales podrían sospechar de una mala intención por las cosas dichas en una conversación privada, cuando no tendrían tales temores o dudas si leyeran las mismas palabras en una página impresa. Fueron estas consideraciones las que primero me sugirieron escribir las siguientes páginas.

Otras razones por las que hice lo que hice fueron las siguientes: Si te paras a pensarlo, verás enseguida que poner por escrito los conocimientos que me proponía impartir era realmente una necesidad para mí, por el *ahorro de tiempo* que ello supondría. Para obtener algún resultado que valiera la pena en estos asuntos, se me pediría que hablara de muchas cosas que ellos ignoraban totalmente; y hablar de muchas cosas, de boca en boca, a cada paciente, *lleva mucho tiempo, mucho tiempo*, si el trabajo está bien hecho, y sería mejor no hacerlo si no está bien hecho. Así que me vi obligado a escribir lo que quería enseñar a mis pacientes.

Y permítanme decir además que me vi obligado a escribir estas cosas para mi pueblo como las he escrito, porque, en toda la gama de literatura sobre este tema vital, no conocía nada que les dijera exactamente lo que me parecía que se les debía decir, y lo que debían saber.

Y así fue como escribí el manuscrito que ahora se imprime en las páginas siguientes. No lo escribí al principio tal como está ahora, porque la experiencia me mostró, de vez en cuando, dónde podían modificarse y mejorarse mis primeros esfuerzos. Así que lo que aquí se presenta es el resultado de muchas demostraciones prácticas del valor real de trabajo de lo que contiene el manuscrito.

Mi método para utilizar la copia ha sido algo como lo siguiente: Como ya he sugerido, lo que he escrito ha sido preparado con el único y expreso propósito de ayudar a los esposos y esposas a llevar una vida sexual sana y saludable -darles el conocimiento necesario para hacerlo; conocimiento de sí mismos y de cada uno como seres sexuales; las ideas correctas con respecto a esa manera correcta de vivir; desengañar sus mentes de la enseñanza sexual errónea, o de la falta de enseñanza, de la ignorancia, o de la mojigatería, o de la negligencia, o de la lujuria; en una palabra, darles a conocer las cosas que toda persona sana y casada debe saber, y ayudarles a ponerlas en práctica lo mejor que puedan.

(Tal vez debería decir que no hay una sola línea de lo que he escrito que trate el tema de las enfermedades venéreas, ninguna de ellas. Este campo ya está tan bien cubierto por una literatura especialmente dedicada a este tema que no necesita ninguna palabra mía para hacerlo tan satisfactorio como sea posible, en la medida en que los descubrimientos sobre el mismo han progresado. Mi intento es hacer que el matrimonio sea un éxito mayor de lo que es ahora, en las condiciones existentes; y todos sabemos que ahí mismo hay un campo ilimitado para la exploración y la explotación).

Hablando en términos generales, he encontrado que lo que he escrito tiene un valor especial para dos clases de mis clientes: En primer lugar, para los "recién casados"; y, en segundo lugar, para los que llevan casados más o menos tiempo y "no se llevan bien". Unas palabras sobre cada uno de ellos:

Es un viejo y sabio dicho que "una onza de prevención vale más que una libra de cura", y en ninguna otra experiencia de la vida es esto tan cierto como en los males a los que las personas casadas están peculiarmente sujetas. Muchas parejas de recién casados han arruinado las posibilidades de felicidad de toda una vida en su "viaje de luna de miel"; y es de conocimiento común para los miembros de nuestra profesión que la gran mayoría de las novias son prácticamente violadas en su entrada en la relación matrimonial. Además, todos sabemos que estas cosas son como son principalmente debido a la ignorancia de las partes implicadas, más que porque deliberadamente quisieran hacer el mal. Se les dejó viajar, solos y sin guía, por lo que para ellos era un camino desconocido, plagado de trampas y precipicios, y donde los peligros acechaban a cada paso que daban. Para ellos, lo que he escrito ha sido una gran ayuda en el momento en que más lo necesitaban, y los agradecimientos que he recibido de esas personas han sido inefables.

En cuanto a cuándo es mejor poner esta información en manos de los jóvenes casados, mi experiencia ha variado según la personalidad de las partes implicadas. En algunos casos he puesto el ejemplar en sus manos algún tiempo antes de su matrimonio; en otros, no hasta algún tiempo después; pero, por regla general, he obtenido los mejores resultados poniendo el manuscrito en sus manos justo en el momento de su matrimonio, y en la mayoría de estos casos el mayor éxito ha venido de su lectura conjunta durante su luna de miel. Sin embargo, este es un asunto sobre el que no quiero aconsejar y en el que cada uno debe actuar según su propio criterio.

Una vez más: Porque no es seguro suponer que los jóvenes casados ya poseen los *detalles* de los conocimientos esenciales que deberían poseer, y porque tales *detalles* son el *meollo mismo* de todo el asunto, he hecho estos detalles tan simples y explícitos como me ha sido posible, más de lo que podría parecer necesario al lector profesional. Pero mi experiencia me ha demostrado que fui sabio en este sentido, ya que estos mismos detalles han salvado el día en más de un caso, como las partes que me han informado, después de haber leído lo que he escrito, han testificado con frecuencia. A veces los novios se quedaban con el ejemplar sólo unos días, dándole una única lectura; pero, por regla general, han estado ansiosos por conservarlo durante algún tiempo, y leerlo una y otra vez, especialmente algunas partes, hasta estar bien informados de todo lo que contiene. Además, en comprobé que quienes habían recibido ayuda de la lectura del manuscrito se complacían en contar a otros de sus amigos los beneficios que habían recibido, y que de este modo se ampliaba constantemente el círculo.

Por supuesto, no todos los jóvenes casados son capaces de leer este libro con provecho para sí mismos o para cualquier otra persona; pero muchos de ellos sí lo son, y deberían tener el privilegio de hacerlo. Vuestro propio sentido común y vuestra experiencia determinarán quiénes son estos últimos, y a éstos podréis favorecer como se merecen. Es debido a esta situación que este libro sólo puede ser utilizado profesionalmente y que necesita la mano guía de un médico experto para asegurar que llegue sólo a aquellos que puedan beneficiarse de su lectura.

En cuanto a la otra clase de lectores, los que no se han llevado bien en la relación matrimonial (y todos sabemos que son legión), mi experiencia al transmitirles lo que he escrito ha sido muy variada; pero, en general, los resultados han sido buenos; muchas veces han sido excelentes. Por supuesto, es más difícil corregir errores que prevenirlos; pero como la mayoría de los errores con los que he tenido que tratar entre esta clase de pacientes se han cometido por ignorancia más que por otra cosa, he descubierto que el establecimiento del conocimiento en las instalaciones ha traído generalmente alivio donde antes sólo había sufrimiento y desdicha.

Otra forma en que he encontrado que la copia es de gran valor en estos casos de relaciones maritales insatisfactorias es el hecho de que, a menudo, por las partes que *leen la copia juntos* han llegado a un entendimiento mutuo al hacerlo, y han establecido un *modus vivendi* que no podría haber sido alcanzado de ninguna otra manera. Cuando estas partes consultan a su médico individualmente, cualquiera de ellas, es muy probable que se forme una opinión prejuiciosa, y rara vez, o nunca, se reunirían para consultar a un médico acerca de sus problemas. Sin embargo, la *lectura conjunta del libro crea* una situación muy propicia para los intereses de todas las partes implicadas. Ciertamente, en ningún caso la lectura del libro ha empeorado las cosas, y en muchos casos (de hecho, en casi todos) ha sido de incalculable valor y beneficio para los lectores.

Y porque estas cosas son así, porque lo que he escrito ha demostrado su valor en muchos casos, finalmente he decidido dar la copia de un campo más amplio en el que puede ser utilizado por otros miembros de la profesión, además de mí. Se lo confío a mis compañeros de profesión con la seguridad de que lo utilizarán entre sus pacientes con sabiduría y discreción; y mi esperanza es que al hacerlo obtengan para ellos y los suyos los resultados más excelentes que yo y los míos hemos obtenido, en estas líneas, en los años transcurridos.

Quizá deba decir que la tipografía un tanto singular del libro, el gran porcentaje de cursiva y no pocas palabras en mayúscula que aparecen en las páginas, proceden de una duplicación del ejemplar que he utilizado con mis pacientes. Escribí la copia original de de esta manera con el fin de dar especial énfasis a puntos especiales para mis lectores, y los resultados obtenidos creo que se debieron en gran medida a la forma tipográficamente enfática del libro. Esta forma tipográfica da un toque personal a lo que se presenta a los ojos del lector, y la tendencia de esto es establecer una relación de corazón a corazón entre el autor y el lector que no podría lograrse de ninguna otra manera.

A lo largo de todo el texto he evitado el uso de palabras técnicas, y nunca he utilizado un término de este tipo sin explicar su significado en inglés sencillo en las palabras que le siguen inmediatamente. Me pareció una necesidad absoluta escribir para que el lector profano pudiera entender, para decir cosas que produjeran resultados.

Debo decir, también, que la "Introducción" al verdadero tema del libro, me pareció necesario escribirla, ya que es en gran parte para poner a mis lectores en una *actitud mental adecuada* para un reconocimiento y comprensión razonables de lo que sigue. Hay tantas enseñanzas erróneas e ideas tendenciosas en las premisas que éstas tuvieron que ser contrarrestadas o eliminadas, hasta cierto punto, al menos, antes de que el resto de la copia pudiera ser leída correctamente. Mi experiencia es que el prefacio, tal como está, ha sido el medio de poner a los lectores del libro en una actitud mental correcta para su estudio y consideración exitosos. Por el bien de la causa a la que sirve, y para ayudar a aquellos que necesitan ayuda en los asuntos más sagrados y significativos de sus vidas, que el libro siga su camino, si no regocijándose en sí mismo, sí causando regocijo en las vidas y corazones de todos los que lean lo que contienen sus páginas.

H.W.L.

I. INTRODUCCIÓN EXPLICATIVA

Un cristiano piadoso me dijo una vez: "Me cuesta conciliar el sexo con la pureza de la Providencia". Nunca pudo entender por qué Dios dispuso el sexo de cualquier manera. Por qué no se podría haber hecho otra cosa. Por qué los niños no podrían haber venido de otra manera.

Fíjate en el daño que ha supuesto el sexo. La mayoría de las diabluras de la historia que no se hicieron por dinero se hicieron por sexo. E incluso la maldad que se hizo y se hace por dinero tenía y tiene sexo detrás. Quita el sexo del hombre y tendrás algo que valga la pena. Dios debe haber estado corto de expedientes cuando Dios, en el sexo, concibió el sexo. Ciertamente parece como si la Divinidad se hubiera caído esta vez. Como si el infinito no pudiera más. Como si el adepto creador, por una vez, hubiera sido sorprendido durmiendo la siesta, o como si, por una vez, hubiera hecho mal su trabajo.

Así que teníamos a mi amigo piadoso. Y teníamos el medievalismo. Y teníamos a los ascetas. Y Dios sabe qué más. Demasiado sexo en algunos lugares. Demasiado poco sexo en otros lugares. Algunas personas jurando y algunas jurando. La prostituta regalando lo que debía ser guardado. La virgen guardando lo que debía regalar. Una fuerza que se enfrenta a otra fuerza. Tirando en direcciones opuestas cuando deberían estar tirando juntas. A través de todo esto, la maternidad malentendida. Y la paternidad mal entendida. El cuerpo rebajado al alma. Y el alma rebajada al cuerpo. Cada hijo es una bofetada a la virtud.

¿Has intentado alguna vez ver de dónde viene y a dónde va esto? ¿Esta filosofía de la negación vulgar? ¿Esta filosofía de la rendición regodeante?

La corriente cristiana se ha contaminado. Se ha ensuciado en la era del silencio. Se supone que debemos mantener la boca cerrada. No debemos regalar sexo. Criamos jóvenes en una ignorancia fatal. Siempre están haciendo preguntas. Pero no respondemos a sus preguntas. La iglesia no las responde. Ni el Estado. Ni las escuelas. Ni siquiera las madres y los padres. Nadie que pudiera responderlas las responde. Pero no quedan sin respuesta. Se responden. Y se contestan mal en vez de bien. Se responden, tiznadas en lugar de lavadas. Se contestan blasfemando en vez de reverenciando. Se responden de manera que se sospecha del cuerpo en lugar de confiar en él.

Un chico que no sabe nada pregunta a un chico que no sabe nada. Una chica que no sabe nada pregunta a una chica que no sabe nada. De la nada no sale nada. Los hombres que han sido niños no saben nada. Las mujeres que han sido niñas no saben nada. De la nada no sale nada. Se han familiarizado con las circunstancias del sexo. Son padres. Lo han hecho lo mejor que han sabido. Pero nunca aprendieron el sexo. Nunca se dieron cuenta de sus fundamentos. Nunca volvieron a él, ni avanzaron hacia él. Estaban perdidos en un desierto. Existían sin vivir. Tomaban el sexo como el whisky. Respiraban una atmósfera de silencio. Habían superado la ascética. Pero no habían llegado a ser hombres y mujeres. No rechazaban el sexo. Pero aunque aceptaban sus privilegios, parecían seguir considerándolo como algo de lo que no había que gloriarse. Cuanto menos se hablaba de ello, más pronto se enmendaba. Las madres y los padres decían a los niños: "Pronto lo sabrás". Los maestros decían: "Haz tus preguntas en casa". En casa dirían: "¿Qué te ha hecho pensar en esas cosas?".

El niño anda preguntándose. ¿Qué pasa con el sexo que todo el mundo tiene miedo de hablar de él? ¿Qué le pasa a mi cuerpo que no me atrevo a hablar de él? Mi cuerpo me parece muy bonito. Me gusta mirarlo. Me gusta sentirlo. Me gusta olerlo. Pero siempre me meto prisa en ponerme la ropa. Mi cuerpo es tan misteriosamente precioso que debo cuidarlo. Pero, ¿cómo voy a cuidarlo si no me familiarizo con él?

Me parece que tener un cuerpo tiene algo que ver con ser padre y madre. Quiero ser padre. Quiero ser madre. Pero ¿cómo puedo ser padre o madre si alguien que sabe no me dice qué precede a la paternidad y a la maternidad? Debo prepararme para ello. ¿Cómo puedo hacerlo si todos los libros están cerrados? ¿Cómo puedo si me dejan en blanco cada vez que expreso mi curiosidad? ¿No hay nadie en ninguna parte que sea sincero conmigo?

Si miro el sexo desde mi propia alma, parece algo en lo que Dios no falló, sino que tuvo éxito. Como algo no contaminado, sino purificado. Como algo que tiene todo que ver con la vida, en lugar de ser algo ocasional. Pero el mundo sacude la cabeza. El mundo es desagradable. Pero se da aires. El mundo ha comido. Pero el mundo dice que es mejor morirse de hambre. La gente dirá que tienen que ser padres. Pero dicen que se arrepentirán. Dicen que el sexo está aquí. Dicen que nos enfrentamos a sus mandatos o a sus pasiones. Pero seamos lo más decentes que podamos con lo indecente. No nos quedemos en sus márgenes. No nos excedamos en nuestra disipación. El sexo es como comer. ¿Quién comería si no tuviera que hacerlo? Decir que disfrutas de una comida es carnal. Decir que se obtiene cierta sensación de éxtasis de los deseos paternos y maternos es una confesión de depravación. El sexo, en el mejor de los casos, es pecado.

El sexo en el mejor de los casos es como un descenso. Que el sexo puede ser un ascenso. Que el sexo puede ser el único medio de crecimiento y expansión. ¡Nunca supones eso! Sólo supones la perdición. Tienes miedo de asumir el cielo. Puedo enorgullecerme de lo que puedo abstraer de mi anatomía. No debo aludir a mi cuerpo tan francamente como a mi alma. Debo retirar mi cuerpo del ojo público. De la discusión. De sus declaraciones instintivas. Nuestros cuerpos deben ser enterrados. Tratados como muertos antes de nacer. Considerados como comodidades. No como entidades esenciales. El cuerpo es sólo por un tiempo. El alma es para siempre. ¿Pero por qué ese poco tiempo no es tan sagrado como la eternidad? No lo dicen. Ellos resuelven con displicencia el caso del cuerpo contra sí mismo.

Así son las cosas. Se podrían hacer infinitos retratos vívidos de la anómala situación. Cuanto más se observa el lío en que hemos metido al sexo, peor parece. *Alguien tiene que pelar.* Alguien tiene que decir la verdad. En un mundo de mentirosos, ¿quiénes son los maridos? ¿En un mundo de maridos mentirosos? *Alguien tiene que decir la verdad.* Alguien tiene que darle al sexo su merecido. *No puedes darle al espíritu su merecido hasta que le des al sexo su merecido.* No puedes aceptar uno y desechar el otro. Van juntos. Son inseparables.

Hablas de cuerpo y alma como si supieras dónde acaba uno y empieza el otro. Tal vez ninguno de los dos se detenga ni comience. Tal vez no sean dos cosas, sino dos nombres. Tal vez, cuando se entierra un cuerpo, también se entierra un alma. Y puede que no pongas ninguna de las dos. No es tan fácil decirlo.

No puedo ver nada en las cosas que llamas espirituales más maravilloso que lo que llamas el nacimiento físico de un bebé de una madre. Tal vez usted sabe todo sobre eso. Yo no. No sé nada al respecto. Para mí es misterioso. Para mí es la demostración suprema de lo espiritual.

Como que un bebé viene de un hombre y una mujer. Quiero que eso se mantenga limpio. Empieza limpio. ¿Por qué lo corrompemos? Vosotros que lo menospreciáis lo corrompéis. Vosotros ascetas en cualquier parte. Pillos libidinosos donde sea. La corrompéis. Por vuestros excesos. Tú que nunca dices sí. Tú que nunca dices no. Lo corrompéis.

Ustedes, padres. Profesores. Mojigatos. Esto va dirigido a vosotros. ¿Qué tenéis que decir al respecto? Has cerrado temblorosamente la pregunta. Yo la abriría fríamente. Has reprendido a Dios con el silencio. Yo alabaría a Dios hablando.

II. EL ARGUMENTO Y LA INFORMACIÓN

No se ofrece ninguna disculpa por lo que se dice en las páginas siguientes, pero es prácticamente necesaria una breve explicación para dejar claras, desde el principio, las razones por las que se ha escrito.

Una de las principales características de la raza humana es que los conocimientos adquiridos por una generación pueden transmitirse a las generaciones siguientes y que, de este modo, el progreso en la mejora de los resultados de la vida y la adaptación de los medios a los fines pueden avanzar de forma constante y fiable.

Tal método de evolución y crecimiento no es posible en el reino vegetal o animal, donde *el instinto* es el único medio de transmisión de los conocimientos adquiridos. Es esta característica la que diferencia al hombre de todos los demás seres creados.

Pero he aquí un hecho curioso: en un ámbito de las experiencias humanas, en todos los países civilizados cristianos, se ha considerado incorrecto, incluso en algunos casos se ha considerado un delito penal, castigado con multa y prisión, que alguien haga constar o transmita a otra persona cualquier conocimiento que pueda haber adquirido sobre las relaciones sexuales en la familia humana.

Sin duda, se ha conservado, de vez en cuando, un corpus de conocimientos *profesionales* de este tipo, elaborado y preparado por médicos, pero *confinado estrictamente a esa clase de personas.* No se ha hecho ningún intento por diseminar tales conocimientos entre quienes más los necesitan: el pueblo llano. Por el contrario, se hacen todos los esfuerzos posibles para ocultárselos. Esto está totalmente en desacuerdo con la práctica relativa a todas las demás formas de conocimiento humano, que consiste en difundir, lo más ampliamente posible, todos los datos conocidos que se han obtenido hasta el momento.

No hay espacio, en este pequeño volumen, para señalar las razones de esta condición anómala de las cosas, pero la causa principal de su estado, pasado y presente, se basa en dos fuentes: La primera de ellas es un egoísmo brutal que ha llegado a los tiempos modernos desde un pasado salvaje; la segunda es una especie de mojigatería piadosa.

El resultado de estas causas ha sido hacer de todo el tema del sexo en la familia humana, con sus funciones y misión en los asuntos humanos, junto con su formación, disciplina y ejercicio adecuados, algo *tabú*, algo de lo que avergonzarse e ignorar en la medida de lo posible, y todo el conocimiento al respecto que a una generación se le ha permitido transmitir a las que vienen después, puede resumirse en estas palabras, a saber, *"No harás"*.

Ahora bien, no hace falta decir que, en la propia naturaleza de las cosas, *todo* esto es tan malo como puede ser posible. Porque, de todos los fenómenos con los que la raza humana tiene que ver, el de mayor importancia, en lo que se refiere al bienestar de la raza, es el que tiene que ver con el sexo en hombres y mujeres. Un gran porcentaje de todas las dolencias físicas de la humanidad y de las mujeres surgen de errores en la vida sexual, y éstos no son más que bagatelas comparados con los desastres mentales y espirituales que sobrevienen a la humanidad de la misma fuente. Es probablemente cierto que más de la mitad de todos los crímenes que se cometen en el mundo civilizado están más o menos directamente relacionados con asuntos sexuales, y no hay causa tan común de locura como las aberraciones sexuales.

Y casi todos estos males, crímenes y desgracias surgen debido a la *ignorancia* en materia de sexo en la que se ven obligados a vivir los miembros de la raza. Pocos de ellos adquieren alguna vez un conocimiento positivo y definitivo de las premisas, y si aprenden algo con seguridad, se *lo guardan para sí mismos,* inspirados a hacerlo por una falsa creencia respecto a la transmisión legítima de tal conocimiento; o, por una falsa modestia, o mojigatería, se guardan de decir a nadie más lo que han descubierto o encontrado como verdad en estos asuntos. Y así el pueblo va dando tumbos en la ignorancia de estos asuntos vitales de la vida, generación tras generación, repitiendo los errores de sus predecesores, sin que se haga ningún progreso positivo con el paso de los años. Debido a este estado de cosas, millones de seres humanos mueren cada generación, y otros millones sufren las torturas de los condenados mientras viven, cuando deberían disfrutar de las delicias de los elegidos, y lo harían si sólo conocieran los hechos reales del caso, y actuaran de acuerdo con el conocimiento que debería ser suyo.

Pero no faltan los signos de los tiempos que indican que poco a poco se producirá un cambio en estas condiciones.

El hecho es que el mundo inteligente está empezando a salir de una condición de conformidad con lo que dice alguien que se supone que habla con autoridad, y a entrar en un reino de obediencia sólo a una ley que tiene una base científica de conocimiento real como fundamento.

Durante incalculables épocas, las relaciones sexuales de la familia humana han sido dirigidas y determinadas por el clero y por *sus* enseñanzas y pronunciamientos acerca de lo que era adecuado y correcto. No hay necesidad de decir cosas duras sobre tal hecho; sin embargo, es cierto que, en su mayor parte, todos los dictados de estos hombres se han originado entre aquellos que no sabían nada de las condiciones científicas relativas al tema sobre el que emiten sus mandatos. Así, los ciegos guían a los ciegos, y las cunetas de los últimos años están llenas a rebosar de cadáveres y almas de hombres y mujeres que, por esta causa, han caído en ellas.

Esto no debe ser siempre así. No es sabio ni justo que los asuntos esenciales de la vida humana sigan siendo siempre un escollo y una piedra de escándalo para los hijos de los hombres. Estamos llegando a ver que el sexo no es más impuro y del que se deba negar un conocimiento científico, que cualquier otra parte del cuerpo humano -el ojo, el oído o lo que sea. Además, las bases están empezando a clamar por un conocimiento de estas cuestiones para sí mismas. Esto se demuestra por la frecuencia de artículos que tratan del sexo en muchos de los mejores periódicos y revistas del mundo civilizado, y por discusiones similares en la literatura, las obras y los libros científicos que ahora llegan a las manos de la gente común. También se muestra en los intentos que de vez en cuando se hacen para introducir el tema de la higiene sexual en nuestras escuelas públicas y otras instituciones educativas. "¡El mundo se mueve!"

Es por estas razones, porque es correcto transferir a usted y a los que vienen después, el conocimiento del sexo que ha sido adquirido por el autor, mediante la lectura de la literatura científica y profesional sobre el tema, por la conferencia con los hombres y mujeres que saben, y por la experiencia personal y profesional, que lo que sigue está escrito.

III. LA BUENA ACTITUD MENTAL

Hasta aquí las observaciones generales sobre el tema que nos ocupa. El propósito especial de lo que sigue, sin embargo, es tratar el asunto del matrimonio en particular, *para decir algo definitivo a los jóvenes esposos y esposas que les será de verdadero beneficio*, no sólo para iniciarles correctamente en el camino nuevo y no probado en el que han entrado, sino para ayudarles a hacer de ese camino un reino de gozo perpetuo y siempre creciente para ambas partes interesadas, a lo largo de todo su curso, durante toda su vida.

Dígase, pues, en primer lugar, que es deber de todos los novios, antes de entablar relaciones sexuales entre sí, familiarizarse a fondo con la anatomía y la fisiología de los órganos sexuales de los seres humanos, tanto masculinos como femeninos, y hacer de la adquisición de tales conocimientos un asunto tan desapasionado y práctico como si estuvieran estudiando la naturaleza, la construcción y las funciones del estómago, o los procesos digestivos en su totalidad, o la naturaleza y el uso de cualquiera de los otros órganos corporales. "Claro y limpio soy yo por dentro y por fuera; claro y limpio es cada trozo y parte de mí, y ninguna parte debe ser considerada más sagrada o preferida sobre otra. Porque divino soy yo, y todo lo que soy o contengo".

Ahora bien, el joven o la joven normales harían precisamente esto, se dedicarían a estudiar el sexo de esta manera, si no fuera porque se les ha enseñado, tiempo atrás, que hacer esto es inmodesto, por no decir indecente o positivamente perverso. Han anhelado poseer tal conocimiento, toda su vida; en la mayoría de los casos más que cualquier otra forma de sabiduría que les fuera posible hacer suya. Pero su adquisición ha estado fuera de su alcance, y sólo por los medios más clandestinos y a menudo desagradables han conseguido lo poco que saben. Pero la cita hecha en el último párrafo, suena la nota clave de lo que es *correcto* en este asunto, y el primer esfuerzo hecho por el lector de estas páginas debe ser establecer en sí mismo la *condición de la mente que estas líneas encarnan.*

Y es mejor decir, aquí mismo, que para la mayoría de los jóvenes esto no será nada *fácil*. Tampoco debe el lector sentirse avergonzado o disgustado, o en desacuerdo consigo mismo si encuentra que tal condición existe en su caso. Porque no es nada de lo que tengan la culpa. Es una desgracia y no una falta. Es sólo el resultado de ideas heredadas e inculcadas (la palabra inculcado significa *pateado*) a las que todos los jóvenes "bien criados" han sido sometidos durante siglos; la idea es que cuanto más cerca se les mantuvo en el reino de la inocencia, que es sólo otro nombre para ignorancia, mejor "criados" están. Y desprenderse de uno mismo, romper o arrancarse de una visión y condición mental como la que la herencia y años de rigurosa restricción han desarrollado, no es tarea fácil. De hecho, a menudo se tardan meses, y a veces años, en liberarse por completo de estas opiniones y prejuicios erróneos, profundamente arraigados y poderosos.

Recuerda esto: que *para el puro todas las cosas son puras.* Pero no cometas el error de pensar que esta frase, de la que tanto se abusa, significa que pureza significa *vacío*. No significa tal cosa. Al contrario, significa *plenitud*, a la *perfección*. Significa que uno debe poseer la clase correcta de materia, y que la materia debe ser de calidad suprema. Por lo tanto, al estudiar para obtener un conocimiento de los órganos sexuales y las funciones sexuales, en la familia humana, el lector no debe tratar de despojarse de toda la pasión sexual y el deseo, sino, por el contrario, para hacer de ellos una especie de la que él o ella puede estar *orgulloso*, en lugar de *avergonzarse*, regocijarse, en lugar de sufrir.

Así pues, que el lector de estas líneas, en primer lugar, adopte una *actitud mental correcta* hacia lo que está a punto de decirse. Destierre toda curiosidad lasciva, deje de lado todo pensamiento de vergüenza o conmoción (estos dos serán los más difíciles de superar para las mujeres jóvenes, debido a su entrenamiento en la falsa modestia y la mojigatería) y esfuércese por abordar el tema con un espíritu reverente, de ojos abiertos y concienzudo, como alguien que desea, por encima de todo, conocer la verdad honesta en estos asuntos tan esenciales que pertenecen a la vida humana. Adopte este estado de ánimo y *manténgalo*, y lo que aquí está escrito será leído con placer y provecho.

Una vez más, ya que debemos apresurarnos lentamente en estos delicados asuntos, si el lector se encuentra excesivamente excitado, o tal vez conmocionado, mientras lee algunas partes de lo que aquí está escrito, de modo que el corazón lata demasiado rápido, o la mano tiemble, puede ser bueno suspender la lectura por un tiempo, desviar la mente hacia otros canales por un tiempo, y reanudar la lectura después de que uno haya recuperado el aplomo y el dominio de sí mismo. Es decir, "*mantén la cabeza*" mientras lees estas lecciones, y todo irá bien.

IV. LOS ÓRGANOS SEXUALES

Y ahora, una vez dadas estas advertencias, queda expedito el camino para hacer declaraciones definitivas y dar instrucciones positivas.

He aquí, pues, una breve descripción de los órganos sexuales del hombre y de la mujer. Al principio, sólo se darán los nombres de las partes, con los ligeros comentarios y explicaciones que sean necesarios para aclarar esta parte del tema. Una exposición detallada de las funciones y el ejercicio adecuado de estos órganos se dará más adelante.

Los órganos sexuales del varón son, a grandes rasgos, el pene y los testículos. Todos ellos están situados en la base del abdomen, entre los muslos y en la parte anterior del cuerpo. El pene es un órgano carnoso, muscular, lleno de nervios muy sensibles, y vasos sanguíneos que son capaces de extenderse en un grado mucho mayor que cualquiera de sus similares en otras partes del cuerpo. En un estado de reposo, o sin excitar, en el hombre promedio, este órgano es de tres a cuatro pulgadas de largo y alrededor de una pulgada o más de diámetro. Cuelga lacio y colgante en este estado, retirado y en evidencia en absoluto. En su condición excitada o tumescente (la palabra tumescente significa hinchado, y es la palabra técnica para describir la condición erecta del pene) se agranda y se vuelve rígido, su tamaño en este estado es, en promedio, de seis o siete pulgadas de largo, y de una pulgada y media a dos pulgadas de diámetro. Es casi perfectamente cilíndrico, ligeramente más grueso en la base que en la parte delantera.

Los testículos son dos glándulas en forma de riñón, no muy lejos del tamaño de una nuez de nogal grande, y están contenidos en una especie de saco, o bolsillo, llamado escroto, que está hecho para su transporte cómodo y seguro. El escroto cuelga directamente entre los muslos, en la base del pene, y en él se encuentran los testículos, suspendidos por cuerdas vitales que cuelgan del cuerpo por encima. El testículo izquierdo cuelga un poco más alto en el saco que el derecho, para que, en caso de que los muslos se aprieten, un testículo se deslice sobre el otro, y así se evite el peligro de aplastarlos. Esta es una de las muchas maneras que el Creador del cuerpo humano ha ideado para asegurar la adecuada preservación de los órganos vitales de cualquier daño, un hecho que debería inspirar a todos los seres humanos una profunda reverencia por la más maravillosa de todas las formas de vida, el hermoso cuerpo humano, el "templo del Espíritu Santo."

La parte del cuerpo en la que se encuentran los órganos sexuales, masculinos y femeninos, se conoce como región púbica. Está cubierta de vello que, en ambos sexos, se extiende hasta el bajo vientre. Se conoce como vello púbico y, en general, se corresponde en calidad y cantidad con el vello de la cabeza. puede ser grueso o fino, suave o erizado, para adaptarse a la cubierta de la cabeza en cada caso. Este vello suele ser más o menos rizado y cubre toda la región púbica, extendiéndose entre los muslos hasta un poco más allá del recto. En casos ocasionales este pelo es recto y sedoso, y a veces crece hasta una gran longitud, conociéndose casos, en algunas mujeres, en los que se ha extendido hasta las rodillas. Un vello púbico abundante y bien desarrollado es una posesión muy apreciada por las mujeres, de la que se sienten justamente orgullosas, aunque pocas de ellas reconocerían el hecho, incluso a sí mismas. Sin embargo, es un hecho.

Los órganos sexuales femeninos, hablando también en general, son los siguientes: La vulva, o porción externa de las partes; el conducto vaginal; el útero, o matriz, y los ovarios. Todos menos el primero se encuentran dentro del cuerpo de la mujer. La vulva se compone de varias partes que se nombrarán y describirán más adelante. El conducto vaginal es un tubo o canal que va de la vulva al útero. En longitud y diámetro corresponde casi exactamente con el del pene, siendo de seis o siete pulgadas de profundidad, y capaz de una extensión lateral que admitirá fácilmente la entrada del órgano masculino cuando los dos se juntan. El conducto vaginal se abre y termina en la cavidad uterina o matriz.

El útero es un saco en forma de pera que está suspendido en la cavidad del útero por cuerdas y músculos desde arriba. Cuelga con el cuello hacia abajo y, en su estado no fecundado, tiene un diámetro de unas dos pulgadas y media ( ) en su parte superior o más ancha, estrechándose hacia un cuello delgado en su extremo inferior. Es duro y musculoso en su estado de reposo, lleno de nervios delicados y muy sensibles y vasos sanguíneos de gran capacidad. En su extremo inferior, o cuello, se abre directamente al conducto vaginal.

Los ovarios son dos y están situados a cada lado y por encima del útero, en la región de las ingles superiores. Son pequeñas glándulas en forma de abanico y están conectados con el útero por pequeños conductos conocidos como trompas de Falopio.

Como ya se ha dicho, las partes exteriores del cuerpo, en las que se encuentran los órganos sexuales femeninos, están cubiertas de vello para su adorno y protección.

Tales son, en resumen, los órganos sexuales masculinos y femeninos en los seres humanos. Ahora estamos listos para considerar una descripción más detallada de ellos, de sus funciones y de su uso apropiado.

V. LA FUNCIÓN DE
LOS ÓRGANOS SEXUALES

Apenas es necesario decir aquí, porque es una cuestión de conocimiento común, que el propósito *principal* del sexo en la familia humana es la reproducción de la raza. A este respecto, considerada meramente en su aspecto material o animal, la humanidad difiere poco de todas las demás formas de vida animada. Como dice Whitman, vemos "en todas partes el sexo, en todas partes el impulso de la procreación". Las flores poseen esta cualidad, y con ellas todas las formas vegetales. En el reino animal ocurre lo mismo. Siempre "macho y hembra" es todo lo creado.

Y los hechos principales de la reproducción son prácticamente los mismos dondequiera que se produzca el fenómeno. Aquí, como en cualquier otra parte del mundo, cuando aparece una nueva forma de vida, es siempre el resultado de la unión de *dos* fuerzas, elementos, gérmenes o lo que sea. Estos dos elementos difieren en su naturaleza y en su función, y cada uno es incompleto e inútil por sí mismo. Sólo mediante la combinación de ambos se obtiene un nuevo resultado. Es este hecho el que ha dado lugar a la frase más sugestiva y hermosa "La dualidad de toda unidad en la naturaleza".

Hace muchos siglos, un viejo filósofo latino escribió la ahora célebre frase *Omne ex ovo,* que, traducida a , significa que *todo procede de un huevo.* Esto es prácticamente cierto para todas las formas de vida. Su comienzo es siempre a partir de un óvulo. En este sentido, la reproducción de los seres humanos es la misma que la de cualquier otra forma de vida.

Ahora bien, en este proceso de producción de una nueva forma de vida, la hembra es siempre la fuente del óvulo, del que ha de salir la nueva creación. Este óvulo, sin embargo, es infértil por sí mismo, y debe recibir vida, mezclándose con su germen, un elemento que sólo el varón puede producir y suministrar. Este elemento se conoce técnicamente como espermatozoide. Su función es fecundar el germen latente en el óvulo producido por la hembra, y así iniciar una forma de vida nueva e independiente. Esta forma de vida, así iniciada, crece según las leyes de su devenir cada vez más, hasta que, al expirar un período fijo, que varía mucho en los diferentes animales, se convierte en un individuo joven completo, de la naturaleza y clase de sus padres. La fecundación del óvulo en la hembra se llama concepción; su estado de crecimiento se llama gestación, y su nacimiento, al convertirse en un ser separado, se llama parto. En su estado de crecimiento, y antes de su nacimiento, la nueva forma de vida joven se conoce como feto.

Ahora bien, es la fecundación del óvulo en la hembra (y a partir de ahora, sólo se hará mención del macho y la hembra en la familia humana) por el macho, en la mujer, por el hombre, lo que es de supremo interés e importancia para ambas partes implicadas en la producción de este resultado. Cómo se produce este es sustancialmente como sigue:

Como ya se ha dicho, el óvulo infértil es producido por la mujer. Tal producción comienza en lo que se conoce como la edad de la pubertad, o cuando el vello comienza a crecer en las partes púbicas del cuerpo femenino. El momento de la aparición de este fenómeno en la vida femenina varía desde los nueve o diez años hasta los quince o dieciséis. El promedio, para la mayoría de las niñas, es de catorce años de edad. En este momento comienza la formación de óvulos en el cuerpo femenino, y continúa, en la mayoría de las mujeres, a intervalos regulares de una vez cada veintiocho días, excepto durante el embarazo y la lactancia, durante un período de unos treinta años. Durante todo este tiempo, en condiciones favorables, es posible que el óvulo producido por la mujer llegue a ser fecundado, si puede encontrarse con el esperma del varón.

De forma general, este encuentro del óvulo infértil de la mujer con el esperma del hombre puede producirse de la siguiente manera:

Los óvulos son producidos por los ovarios (la palabra ovarios significa productores de óvulos), donde se desarrollan lentamente a partir de células que se originan en estas glándulas. Cuando han alcanzado la madurez, o están listos para la fecundación, salen de los ovarios y descienden hasta el útero, a través de las trompas de Falopio. Como ya se ha dicho, el paso de los óvulos de los ovarios al útero se produce cada veintiocho días, y se lleva a cabo mediante un flujo más o menos copioso de sangre, una especie de hemorragia, que transporta los óvulos a través de las trompas de Falopio, y los deposita en el útero. Esta sangre, tras cumplir su misión de transportar los óvulos hasta el útero, escapa del cuerpo a través del conducto vaginal y se cuida mediante el uso de un vendaje entre los muslos. Este flujo de sangre continúa durante unos cinco días, y se conoce como flujo menstrual; y este período de la vida de la mujer se conoce como período menstrual. Se llama así por la regularidad de su recurrencia, ya que la palabra *mensa* significa un *mes*. En el lenguaje común, estos periodos suelen denominarse "mensuales".

Una vez que el óvulo ha llegado a la matriz, permanece allí durante un período de unos diez días, después de lo cual, si no es fecundado durante ese tiempo, sale de la matriz hacia el conducto vaginal, y así fuera del cuerpo. Pero si, en cualquier momento después de que esté maduro para la fertilización, es decir, desde el momento en que comienza su viaje desde los ovarios hasta el útero, y mientras está en el útero, el óvulo es encontrado por el espermatozoide masculino, es *susceptible de* ser fertilizado, la concepción es posible. Estos son hechos de la *mayor importancia*, que deben ser bien comprendidos y tenidos en cuenta por todas las personas casadas que quieran vivir felizmente juntas, como se mostrará más adelante.

Hasta aquí la parte femenina del encuentro del óvulo y el espermatozoide. La parte masculina de este acto mutuo es la siguiente:

Los espermatozoides se originan en los testículos. Cada espermatozoide es una entidad individual y *varios miles* de ellos se producen y están listos para su uso, *en cada encuentro* de los órganos generativos masculinos y femeninos ; y si *alguno* de los innumerables entra en contacto con el óvulo no fecundado en el útero, es *probable que se* produzca la concepción.

Estos espermatozoides son tan pequeños que no son visibles a simple vista, pero se observan fácilmente con un microscopio. En su forma se parecen mucho a los renacuajos en sus primeras etapas.

En la base del pene, bien arriba en el cuerpo del hombre, hay una glándula grande que rodea el pene como un anillo grueso, y que se llama la glándula de la próstata. Segrega un líquido mucoso que se parece mucho y tiene la consistencia de la clara de un huevo. Cerca de esta glándula, y casi formando parte de ella, hay un saco, o bolsillo, en el que se vierte la secreción mucosa de la glándula prostática, y donde se guarda, lista para su uso, en la realización de su parte del acto germinal.

Este líquido mucoso, procedente de la glándula prostática, sirve de "medio de transporte" para los espermatozoides que se originan en los testículos. Hay pequeños conductos que van desde los testículos hasta la bolsa que contiene el líquido prostático. Son los llamados conductos seminales, a través de los cuales los espermatozoides pasan de los testículos a la bolsa prostática. Aquí se mezclan con el líquido prostático, en el que pueden moverse libremente, y por medio del cual pueden ser transportados adondequiera que vaya este líquido. La combinación de líquido prostático y espermatozoides se llama "semen".

Vista al microscopio, una sola gota de semen revela una multitud de espermatozoides nadando alrededor de en el medio portador de la próstata. Es en esta forma que el elemento vitalizante masculino se encuentra con el óvulo infértil femenino. Esta masa de gérmenes vivos y en movimiento se vierte alrededor y alrededor de la región en la que el óvulo se encuentra a la espera de ser fertilizado, y cada uno de ellos parece estar "corriendo como un loco" para encontrar lo que se envía a hacer, es decir, para cumplir y fertilizar el óvulo. La manera de depositar el semen donde pueda entrar en contacto con el óvulo es la siguiente:

Para que esta mezcla de las fuentes masculinas y femeninas de la vida sea posible, es necesario que haya una unión de los órganos generativos masculinos y femeninos. Para tal reunión, el pene se llena de sangre, todos sus vasos sanguíneos se distienden a su máxima capacidad, hasta que el órgano se vuelve robusto y duro, y varias veces su tamaño latente, como ya se ha dicho. En esta condición es capaz de penetrar, a sus profundidades máximas, el paso vaginal de la hembra, que es de una naturaleza para contener perfectamente el órgano masculino en esta condición ampliada y rígida. En tales condiciones, el pene se introduce en el pasaje vaginal ensanchado y distendido. Una vez juntos, un movimiento mutuo de ida y vuelta, o en parte de entrada y salida, de los órganos se inicia y se lleva a cabo por el hombre y la mujer, que la acción aumenta aún más las partes y los eleva a un grado aún mayor de la tensión y la excitación. Algunos suponen que este movimiento de fricción de las partes desarrolla una corriente eléctrica, que aumenta en tensión a medida que el acto continúa; y que es la misión del vello púbico, que no es conductor, confinar estas corrientes a las partes en contacto.

Ahora hay dos otras glándulas en estos órganos; uno en el varón y uno en la hembra, que realiza una función más maravillosa en esta parte del acto sexual. Estas son el "glande del pene" en el hombre y el "clítoris" en la mujer. El primero está situado en el ápice del órgano masculino, y el otro en la parte superior-media y exterior de la vulva. Estas glándulas están recubiertas de una delicadísima cutícula y están llenas de nervios muy sensibles. A medida que el acto progresa, estas glándulas se sensibilizan más y más, y se sobrecargan de nervios, hasta que, como clímax, finalmente causan una especie de explosión nerviosa de los órganos implicados. Este clímax se denomina "orgasmo" en el lenguaje científico. Entre la mayoría de los hombres y mujeres se habla de "gasto".

Por parte del hombre, este orgasmo hace que el semen, que hasta este momento ha permanecido en el bolsillo de la próstata, para ser expulsado de repente fuera de este lugar de depósito, y arrojado a chorros, y con fuerza espasmódica, a través de toda la longitud del pene, y, por así decirlo, disparado en el pasaje vaginal y la cavidad uterina, hasta que toda la región está literalmente inundado con el fluido vivificante. Al mismo tiempo, la boca del útero se abre de par en par, y en ella se vierte, o se precipita, esta "materia paterna", rodeando e inundando por completo el óvulo, si está en el útero. Este es el clímax del acto sexual, que se llama "coito", palabra que significa "ir juntos".

Con las miríadas de espermatozoides pululando a su alrededor, si la parte vital del óvulo entra en contacto con alguno de ellos, cualquiera de los cuales, puesto en tal contacto, lo fecundará, se produce la concepción. La mujer queda entonces embarazada y se inicia el período de gestación.

Esta es una breve descripción del acto del coito y de los medios por los que se produce el embarazo. Sin embargo, es sólo una pequeña parte de la historia de las relaciones sexuales de los maridos y las esposas; y, dicho sea de paso, una parte *muy* pequeña, como ahora se mostrará.

Como ya se ha dicho, este uso de los órganos sexuales, meramente para producir progenie, y así asegurar la continuación de la raza, es una cualidad que la humanidad comparte con el resto del reino animal. En todos los aspectos esenciales, en lo que se refiere a las partes materiales del acto, el comienzo de la nueva vida en la familia humana no difiere en nada de la de cualquier otro mamífero. En cada caso, el óvulo es producido por los ovarios de la hembra, pasa al útero, se encuentra allí con el semen del macho, es fertilizado por los espermatozoides, y así el feto tiene su comienzo. Este es el medio universal por el que tiene lugar el comienzo de toda vida reproductiva animal.

Pero hay otra fase en la vida sexual de los seres humanos, que es *totalmente diferente* de la de todos los demás animales, y que por lo tanto debe ser considerada más allá de todo lo que hay que decir sobre el acto del coito con fines reproductivos solamente. Esto es lo que vamos a considerar y estudiar ahora.

Ahora bien, en todos los animales, excepto en el ser humano, el acto del coito sólo es permitido por la hembra, (parecería que sólo es *posible* para ella) cuando el óvulo está presente en el útero y listo para ser fecundado. *En todos los demás momentos, todas las hembras, excepto la mujer, carecen prácticamente de sexo.* Sus órganos sexuales están inactivos y *nada puede despertar su* actividad. No sólo no muestran ningún deseo de coito, sino que si se intentara forzarlas a ello, se *resistirían con todas* sus fuerzas.

Pero cuando el óvulo está presente en el útero, estas mismas hembras están fuera de sí por el deseo del coito. Entonces se habla de ellas como "en celo". Y hasta que no están satisfechas, encontrándose con el macho y obteniendo de él el fluido vitalizante que fertilizará su óvulo infértil; o, a falta de esto, hasta que el óvulo desaparece de ellas, fuera del útero, no conocen el descanso. En esos momentos correrán todos los riesgos, incurrirán en todo tipo de peligros, harán todo lo posible para asegurar el embarazo. Las mil y una formas que utilizan las hembras para dar a conocer a sus machos su deseo sexual y sus necesidades cuando están en celo, es una historia de lo más interesante y maravillosa, un registro de hechos que bien valdría la pena que cualquier estudiante conociera. Pero como todo ese conocimiento puede obtenerse fácilmente de libros que están al alcance de todos, no hay necesidad de anotar los datos aquí.

Pero ahora, *en la mujer, ¡todas estas cosas son diferentes! De* hecho, la presencia del óvulo en el vientre de una mujer normalmente hecha *hace poca, y, en muchos casos, ninguna diferencia en* cuanto a su estado en relación con el acto del coito. Es decir, las mujeres nunca están "en celo", en el mismo sentido en que lo están otras hembras animales. Sin duda, en algunos casos, aunque son raros, algunas mujeres son conscientes de un mayor deseo de coito justo después del cese del flujo menstrual, es decir, cuando el óvulo está en el útero. Pero tales casos son tan infrecuentes que bien pueden considerarse atávicos, es decir, de la naturaleza de una tendencia a volver a una condición anterior meramente animal. En la mayoría de las mujeres normales, la presencia del óvulo en el vientre materno apenas influye en su deseo o aversión al coito.

Ahora bien, el hecho de esta notable diferencia en el estado sexual de las mujeres y la misma cualidad en todos los demás animales hembras nos lleva a un gran número de conclusiones interesantes, por no decir sorprendentes, algunas de las cuales son las siguientes:

En primer lugar, el fenómeno establece claramente el hecho de que el sexo en el ser humano femenino *difiere, pronunciadamente,* del de toda otra vida femenina. Pues, mientras que, entre todas las hembras excepto la mujer, el coito es *imposible*, excepto en ciertos momentos y estaciones, entre las mujeres el acto no sólo puede ser permitido, sino que es tan posible o *deseado* en un momento como en cualquier otro, independientemente de la presencia o ausencia del óvulo en el útero. Es decir (y este punto debe ser bien notado por el lector) existe una *posibilidad*, por parte de la humanidad femenina, para el coito, *bajo condiciones que no se dan en absoluto en ninguna otra vida animal femenina.*

Esta es una conclusión que tiene una importancia tan trascendental que sus límites sólo se reconocen vagamente, incluso en el pensamiento claro de la mayoría de las personas casadas. El hecho de tal diferencia es conocido por ellos, y sus prácticas de vida se ajustan a las condiciones; pero lo que todo esto significa, lo ignoran por completo, *y nunca se detienen a pensar en ello.*

Y, sin embargo, *justo aquí está el centro y el núcleo del verdadero éxito o fracaso de la vida matrimonial.* Alrededor de este hecho se agrupan todos los problemas que aquejan a maridos y esposas. En torno a él se reúnen todas las alegrías e indecibles delicias de los felizmente casados, los únicos verdaderamente casados. Son estos elementos los que hacen que el conocimiento de las condiciones reales que existen, con respecto a esta parte de la vida conyugal, sea de tan suprema importancia. Si estas condiciones pudieran entenderse correctamente, y las acciones de los maridos y las esposas pudieran ajustarse a las leyes que rigen bajo ellas, *los tribunales de divorcio dejarían de funcionar,* y su ocupación, como la de Otelo, desaparecería.

La primera conclusión, entonces, que se impone a la mente reflexiva por el hecho de esta diferencia en las posibilidades sexuales de las mujeres y otros animales hembras, es, como ya se ha dicho, pero que se repite aquí para enfatizar, que el coito *puede* ser realizado *por las mujeres* cuando el *embarazo no* es su propósito, por su parte; ¡y que *esto nunca ocurre en ninguna otra forma de vida femenina!*

En vista de este hecho, ¿es demasiado plantear la cuestión de si el sexo en la mujer está diseñado o no para cumplir cualquier otro propósito que el de la reproducción de la raza? Es cierto que la *única* función del sexo en todas las demás hembras es meramente la de producir descendencia, la de perpetuar su especie. Bajo ninguna *circunstancia* sirve a otro fin, cumple otro designio. *No hay posibilidad de que lo haga.*

Pero uno no puede evitar preguntarse si no es cierto que, con la existencia de la *posibilidad* de practicar el coito *a voluntad, en* lugar de por mero *instinto,* ha surgido también una función *nueva* y *añadida* para las naturalezas sexuales que son capaces de participar en tales experiencias antes desconocidas. Para una persona ecuánime, tal conclusión parece no sólo lógica, ¡sino irresistible! Es decir, en vista de esta conclusión, se deduce naturalmente que el sexo en la familia humana está *positivamente diseñado para cumplir una función que es totalmente desconocida para todas las demás formas de vida animal.* Y de esto no hay más que un paso para establecer el hecho de que el *ejercicio del sexo en la familia humana sirve a un propósito distinto del de la reproducción.*

Establecido este hecho, surge todo un mundo de nuevas cuestiones que exigen solución. Entre ellas, la cuestión suprema: *¿Cuál es la naturaleza de esta nueva experiencia que se ha conferido a los seres humanos, por encima de lo que se concede a cualquier otra forma de vida animal? ¿Qué finalidad puede tener? ¿Cómo puede ejercerse* *correctamente? ¿Qué está bien y qué está mal en estas nuevas posibilidades?* Éstas son algunas de las cuestiones que se *plantean* a todas las personas reflexivas, *aquellas que desean hacer el bien en todas y cada una de las circunstancias en las que se encuentran.*

Por supuesto, aquí como en todas partes, los irreflexivos, los despreocupados y a los que "no les importa nada" pueden cometer errores de cualquier tipo. Pero sólo pueden cosechar, y cosecharán, la recompensa que siempre sigue a la torpeza y la ignorancia. En estos días de lucidez científica, hemos llegado a comprender que *la salvación del pecado viene por el camino del conocimiento positivo y no a manos ni de la ignorancia ni de la inocencia.* Si los esposos alcanzan alguna vez las condiciones más elevadas de la vida matrimonial, ¡sólo puede ser después de que *conozcan y practiquen lo que es correcto en todas sus relaciones sexuales, tanto con fines reproductivos como en todos los demás aspectos!* ¡Fijaos bien!

Tal como están las cosas ahora, especialmente en todos los países civilizados, y particularmente entre el pueblo cristiano, esta función *secundaria* del sexo en la familia humana, aunque ciegamente reconocida como un hecho, es sin embargo abusada en el grado más vergonzoso. Durante siglos, toda la situación se ha dejado en una condición de la más deplorable, por no decir condenable, ignorancia; y no se ha hecho ningún esfuerzo honesto para averiguar y actuar de acuerdo con la verdad en las premisas. Esposos y esposas han practicado el coito *ad libitum,* ¡sin importarles en absoluto si estaba bien o mal que lo hicieran! Han dado por sentado que *el matrimonio les* confería el *derecho* a mantener relaciones sexuales cuando quisieran (especialmente cuando el hombre lo elegía) y han actuado en consecuencia. Esto es especialmente cierto en el caso de los hombres, y la práctica ha sido llevada tan lejos que el derecho de un hombre a mantener relaciones sexuales con su mujer *ha sido establecido por ley*, y la mujer que se niega a ceder este "derecho" a su marido puede ser divorciada por él, ¡si persiste en tal forma de vida! Es un hecho como éste el que llevó al Sr. Bernard Shaw a escribir: "El matrimonio es la institución más licenciosa de todo el mundo". Y podría haber añadido con razón "es también la más brutal", aunque es un insulto al bruto decirlo así, porque los brutos nunca son culpables de *coito bajo coacción. Pero un marido puede obligar a su mujer a someterse a sus abrazos sexuales, ¡y ella no tiene derecho legal a decirle que no!* Esto no parece del todo correcto, ¿verdad?

Ahora bien, hay varias formas diferentes de ver esta nueva y añadida posibilidad sexual en la familia humana, a saber, el acto del coito con fines distintos a los reproductivos. La Iglesia católica *siempre* lo ha considerado un pecado. Los Papas han promulgado edictos al respecto, y los cónclaves de obispos lo han debatido y aprobado resoluciones al respecto. Siempre ha habido diferencias de opinión sobre el tema entre estos dignatarios y autoridades, pero todos están de acuerdo en un aspecto, a saber, que es *pecado*. El único punto de diferencia ha sido la extensión o enormidad del pecado. Algunos lo han considerado un "pecado mortal", punible con el fuego eterno del infierno, si no se absuelve debidamente antes de la muerte; otros lo han considerado sólo un "pecado venial", que debe confesarse siempre al sacerdote cuando se practica el coito, y que puede perdonarse mediante la práctica de la debida penitencia . *Pero, ¡siempre fue un pecado!*

La Iglesia protestante nunca ha promulgado edictos sobre este asunto, pero, en su mayor parte, ha mantenido tácitamente la enseñanza católica en *teoría*, mientras que en la vida matrimonial real ha *practicado* universalmente lo contrario. Los protestantes lo han considerado una necesidad, pero han enseñado que era *lamentable* que así fuera. Han sostenido, con Pablo, que "es mejor casarse que arder". Y la mayoría de ellos han elegido el cuerno matrimonial del dilema.

En algunas naciones europeas se ha intentado impedir que los maridos y las mujeres cohabiten salvo con fines reproductivos. En una de estas naciones, se utilizaban candados para impedir el acto. Se hacía una hendidura en el prepucio del pene, y a través de esta hendidura se pasaba el anillo de un candado, del mismo modo que se pasa un pendiente por el lóbulo de la oreja de una mujer. El candado era tan grande que no podía introducirse en el conducto vaginal, por lo que el coito era imposible cuando se llevaba. Sólo podía ser retirado por el magistrado en cuyas manos estaba la regulación de esta parte de la vida de los ciudadanos. Todavía pueden verse ejemplares de estos candados en los museos europeos.

Ahora bien, lo terriblemente inmoral en toda esta manera de vivir ha sido siempre el hecho de que *obligaba* a la gente a *violar* continuamente *su conciencia,* fingiendo *creer* una cosa y *practicando constantemente* lo contrario de su creencia proclamada. Es decir, les inducía a *vivir en una mentira continua, y tal nunca puede ser para el bien del alma*. Ni que decir tiene que cuanto antes se ponga fin a esta abominable forma de vida, mejor será para todas las partes implicadas: los individuos que son víctimas de tal falsedad y las comunidades de las que forman parte.

De todo esto se deduce que lo primero que *deben* hacer los nuevos esposos es *resolver claramente en sus mentes la cuestión de si está bien o mal que mantengan relaciones sexuales con otros fines que no sean la procreación.* Una vez resuelto este punto, en uno u otro sentido, *actúen en conciencia en consecuencia. Sólo así podrán vivir rectamente.*

Para resolver este punto, en lo que concierne a las autoridades disponibles para que los jóvenes estudien y consideren, todas están en *contra* del coito excepto para engendrar descendencia. Todos los escritores de la "pureza" y las Sociedades de Pureza se alinean juntos en el lado negativo. Lo mismo ocurre con todos los libros de "consejos para jóvenes esposas y esposos", especialmente los dirigidos a las *esposas jóvenes.*

Ahora bien, todas estas "autoridades" basan toda su argumentación en los hechos puramente *animales* de las premisas. Es probable que un tal Dr. C. sea más leído para informarse sobre estos asuntos que cualquier otro autor, especialmente entre las mujeres jóvenes. Ha escrito un volumen extenso y, desde el punto de vista que él adopta, muy plausible; y se le da mucha publicidad, especialmente en los periódicos que leen las mujeres jóvenes. El resultado es que se ha convertido casi en una autoridad estándar en estos asuntos.

El argumento del Dr. C. es, en resumidas cuentas, el siguiente: (a) Entre los animales, la práctica universal es un único acto de coito por cada descendencia engendrada, (b) Los seres humanos son animales, (c) Por lo tanto, los seres humanos sólo deben practicar el coito con fines reproductivos.

A este silogismo añade un corolario, que es que, por lo tanto, todo comercio sexual en la familia humana, para cualquier otro fin que no sea el reproductivo, está *mal.* Estos son sus textos, por así decirlo, y a lo largo de varios cientos de páginas predica sermones de *no, no, no*. Todo el volumen es una negación y una prohibición. Proclama el acto, incluso para el único propósito que permite que sea correcto, como algo bajo y degradante en sí mismo, que sólo debe practicarse después de "orar y ayunar" y "mortificar la carne", e incluso entonces, de la manera menos apasionada y sólo porque tiene que hacerse; como una mera cuestión de deber; que debe permitirse por sufrimiento; sin alegría, repugnante en sí mismo; algo que debe evitarse, incluso en pensamiento, si no es una necesidad para la continuidad de la raza.

A partir de estos datos, miles de novias "inocentes" deciden cada año lo que está bien o mal en materia de relaciones sexuales.

Al hacer esto, la mayoría de estas jóvenes son perfectamente conscientes y quieren hacer lo correcto, y hay dos elementos en el recuento que las llevan naturalmente a aceptar las enseñanzas del Dr. C. como correctas. El primero es que coincide con todo lo que han oído alguna vez sobre tales asuntos; el segundo, que el Doctor adereza todo su texto con una cualidad religiosa, del tipo supuestamente más sagrado. Menciona a mujeres santas que han vivido las vidas más ascéticas, y cuyo estatus religioso fue alcanzado debido a, y por medio de, su perfecta castidad. De hecho, esta palabra "castidad" (que él traduce como renuncia total a toda la naturaleza sexual) se convierte en la palabra de prueba de todo su tratado, y su práctica se sostiene como el verdadero camino hacia toda bondad y virtud.

Ahora bien, casi todas las mujeres jóvenes bien educadas y cultivadas son naturalmente religiosas (y no debe decirse una palabra en contra de que lo sean) y están ansiosas por ajustar sus vidas a todo lo que prescriben las más altas exigencias religiosas. Es, por tanto, de lo más natural que, siendo así enseñadas por una autoridad por la que tienen la más alta consideración, entren en el matrimonio con la *opinión fija de acuerdo con* sus enseñanzas. ¿Cómo podría ser de otro modo?

Por otra parte, unos pocos maridos jóvenes, de hecho ninguno, excepto de vez en cuando un "bueno para nada" (que por lo general resulta ser el peor de todos, con el paso del tiempo), están dispuestos a "defender" cualquier teoría de este tipo, y mucho menos a vivir la vida que esta teoría impondría. A éstos "no les importa lo que diga el libro" y, por la forma en que han sido educados, por todo lo que han aprendido o escuchado al oír hablar a *los hombres* sobre la vida matrimonial (que suele ser de lo más vulgar), han llegado a la conclusión de que el matrimonio confiere a las partes el *derecho* a entablar un comercio sexual a voluntad; y, especialmente, que el marido tiene *derecho al* cuerpo de su mujer *siempre que lo desee*. Porque, de hecho, ¡la ley no le otorga ese derecho! Y mientras uno "se mantenga dentro de la ley", ¡qué más se puede pedir! Sí, ciertamente. ¿Qué más se puede pedir?

Así es como *la mayoría de los novios van a su lecho matrimonial con los puntos de vista más diversos en cuanto a lo que está bien y lo que está mal en las premisas, en* cuanto a la vida que llevarán en su nuevo estado. La joven esposa aboga por la "pureza" y la "castidad". El joven marido, impulsado por una pasión que ha mantenido cautiva durante mucho tiempo, en la creencia de que ahora puede dar rienda suelta a ella plenamente, cuando ha llegado a donde tal alivio es posible, es como un sabueso excitado cuando se apodera de su presa, de la que cree plenamente que tiene derecho a tratar como le plazca. No es de extrañar que, a la vista de todas estas circunstancias, el más amplio observador de los fenómenos del lecho conyugal escriba: "De *hecho, nueve de cada diez maridos jóvenes prácticamente violan a sus novias en su primer encuentro sexual"*. *¿Podría haber algo más horrible o criminalmente perverso?* ¡Y es todo tan innecesario! Todo es el resultado de la ignorancia, de la "inocencia" y de la peor de las falsas enseñanzas. ¡Qué lástima!

Es cierto que estas desafortunadas condiciones a menudo son modificadas por la "madre naturaleza", que inspira a la novia curiosidad, la cual, en cierta medida, la controla a pesar de sus falsas enseñanzas, y pasión, la cual, hasta cierto punto, se impondrá por encima de todo falso pudor, sus escrúpulos religiosos y su miedo al embarazo; y así *puede* superar la prueba de la introducción al acto del coito en una condición mental bastante sana, ¡aunque prácticamente haya sido *violada*! Pero, con demasiada frecuencia, el resultado de ese primer contacto es *un shock para la novia del que puede que no se recupere durante todos los años siguientes de la vida matrimonial*. Y "aquí es donde radica el problema", para incontables miles de hombres y mujeres casados, en todo el mundo civilizado, hoy en día. Y todo podría ser tan diferente. Debería, *en todos los casos, ser tan diferente*. Pero si alguna vez llega a ser diferente, el *conocimiento* tiene que ocupar el lugar de la "*inocencia*" *por* parte de la *novia*, y de la *ignorancia por* parte del *novio*, a ambos se les debe *enseñar* a "*Saber de qué se trata*" antes de participar en el acto sexual, y ser capaces de encontrarse sanamente, con *rectitud, con amor,* porque ambos *desean* lo que cada uno tiene que dar al otro; En una palabra, en *perfecta concordia* de acuerdo y acción, de la cual el amor mutuo es el inspirador, y el *conocimiento definido* el agente directivo.

Ese primer encuentro de la novia y el novio no será un asunto de violación. No habrá conmoción en él, ni temor, ni vergüenza o pensamiento de vergüenza; sino que tan perfectamente como dos gotas de agua fluyen juntas y se convierten en una, los cuerpos y las almas de las partes del acto se mezclarán en una unidad la más perfecta y dichosa que jamás pueda ser experimentada por los seres humanos en este mundo. Esto no es un sueño. Es una bendita realidad, que todos los maridos y esposas normalmente hechos pueden alcanzar, si tan sólo se les *enseña y educa* adecuadamente, si tan sólo aprenden cómo alcanzar tal condición dichosa.

Sin embargo, ese estatus tan deseado no se consigue simplemente pidiéndolo. El *instinto nunca puede lograrlo; la "inocencia"* nunca producirá tal resultado; y *la fuerza*, o la declaración de un "*derecho*" en las premisas, lo desterrará para siempre al reino de lo nunca realizable. Sólo puede ser el resultado de un pensamiento lúcido, de una investigación científica, de un estudio honesto, de una acción sabia y justa en las condiciones dadas y, sobre todo, de *un amor sin límites*. Todas estas cosas *deben darse*, por *parte de ambas partes implicadas*, o los resultados deseados *nunca podrán* alcanzarse.

Dicho esto, a continuación se ofrecen algunas sugerencias para que los lectores de estas páginas puedan acceder a dicho patrimonio.

Pero primero, acabemos con el Dr. C. y todos los de su tribu, borrémoslos para siempre de todos nuestros cálculos en estos asuntos.

Como ya se ha demostrado, este argumento no tiene ni pies ni cabeza. Estos escritores tratan toda la situación como si los hombres y las mujeres fueran *meros animales*. *Los hombres y las mujeres son mucho más que simples animales, ¡y Dios los ha hecho así*! Y por estas razones tendremos respeto por los hombres y las mujeres como *Dios los ha hecho*, ¡y no como el Dr. C. y las "ligas de la pureza" dicen que Dios *debería* haberlos hecho!

De hecho, la función secundaria del sexo en la familia humana es algo que *está muy por encima de la* mera animalidad ; es algo de lo que los meros animales no saben nada, que nunca podrán experimentar ni alcanzar en modo alguno, y estas *diferencias fundamentales* en las premisas eliminan toda la cuestión del ámbito de la comparación con cualesquiera formas o funciones de la mera vida animal. Es lo mismo razonar que los animales nunca comen comida cocinada, y que por lo tanto los hombres nunca deberían comer comida cocinada (y hay algunas personas que razonan así, por extraño que parezca) o que los animales no visten ropa, y que por lo tanto los hombres no deberían vestir ropa; es lo mismo hacer estas comparaciones, o muchas más, entre la raza humana y los meros animales, que intentar compararlos en el punto de sus funciones sexuales.

Sólo en el hecho de que, en el plano meramente físico, el coito con fines de procreación es común a toda la vida animal, incluida la humanidad, hay un punto de comparación entre la humanidad y la creación bruta. *Más allá de ese punto no hay nada comparable entre ambos*. Es como decir que las bestias pueden oír, por lo que pueden comprender y disfrutar de una sonata de Beethoven, o que porque tienen ojos pueden deleitarse con un cuadro de Corot.

Esto no es más que otra forma de decir que el sexo tiene funciones y usos en la familia humana que están totalmente al margen de las posibilidades de toda otra vida animal, funciones tan por encima de la mera animalidad como la música está por encima del mero oído físico, como la pintura por encima de la mera vista física.

Estos hechos trastornan y derriban para siempre todas las teorías del Dr. C. y compañía, eliminan por completo a todo el grupo de cualquier parte o lote en la cuestión sobre de la que han intentado hablar con tanta autoridad, pero cuyo punto principal, cuyos elementos esenciales han *malinterpretado por completo*, y por lo tanto han tratado de una manera que está totalmente en desacuerdo con la verdad en las premisas, y es la verdad lo que estamos buscando.

Una vez más (porque es bueno ir al fondo de este asunto mientras estamos en ello) la verdad honesta es, que *es la práctica universal de la raza humana que los hombres y las mujeres cohabiten para otros propósitos que la reproducción, y siempre ha sido así,* ¡desde que los hombres y las mujeres eran hombres y mujeres! Es cierto entre las tribus más salvajes y bárbaras de la tierra, y es más enfáticamente cierto entre los pueblos altamente civilizados de todas las tierras y climas. ¿Y es razonable suponer que un fenómeno tan universal *no haya* sido concebido para ser como es? Es como decir que el apetito por la comida es un error que debe ser eliminado.

Además, las experiencias de hombres y mujeres de todo el mundo demuestran que, cuando este acto se realiza correctamente, de acuerdo con las leyes que rigen en el lugar, *conduce al más alto bienestar físico, mental y espiritual de las partes interesadas*. De hecho, es indudable que los hombres y mujeres que nunca han conocido esta experiencia humana, la más perfecta de todas, nunca han alcanzado la cumbre de la realización humana, nunca han llegado a la perfección de la virilidad y la feminidad. La duración de la vida, la salud de la más alta clase, y la felicidad, la más deliciosa - todas vienen, éstas y más, a los hombres y mujeres por esta ruta, *si se viaja correctamente*. El infierno y la condenación resultan si ese camino se recorre equivocadamente.

Y por eso es tan importante la forma de recorrerlo.

VI. EL ACTO DEL COITO

Estrictamente hablando, el acto del coito debe considerarse como compuesto de cuatro partes, o actos, de una obra común, o drama. No es que haya una línea nítida de demarcación entre cada acto o parte, ya que los *cuatro* realmente se mezclan en *un* todo compuesto, cuando se toman juntos, en serio, pero hay *cuatro fases* del acto que bien pueden ser estudiados por separado, al hacer una revisión detallada de un encuentro sexual de un hombre y una mujer.

Estas cuatro partes son: *primero*, la preparación para el acto; *segundo*, la *unión* de los órganos; *tercero*, el movimiento de los órganos; *cuarto*, el orgasmo.

En lo que sigue, estas *cuatro* etapas del acto del coito serán estudiadas y trazadas en detalle, con el mayor cuidado, con la esperanza de que tal búsqueda pueda resultar en el mejor bien posible para el estudiante.

En cuanto a la *primera* parte del acto, digamos que aquí, por encima de cualquier otra situación en el mundo "*la prisa hace el derroche*". *Anótenlo como el hecho más fundamental de todo este asunto.* Justo aquí es donde comienzan las noventa y nueve centésimas partes de todos los problemas de la vida matrimonial. Y la culpa, justo aquí, es generalmente (aunque no siempre) del marido. Pero él no quiere ser malo. Ni una sola vez en mil veces se propone deliberadamente hacer el mal. Él es simplemente la víctima de una pasión no dirigida y no controlada, y de una *ignorancia* que resulta en una torpeza estúpida, o descuido, o irreflexión. Lo que ese marido hace en la práctica es precipitarse ciega y furiosamente por un camino que desconoce por completo, pero que se le ha hecho creer que tiene *derecho* a recorrer *cuando y como quiera*. La figura ordinaria de un "toro en una cacharrería" no puede sino describir débilmente el aplastamiento y la trituración de la situación más delicada que puede ocurrir en todas las experiencias humanas, que resultan de una acción como ésta. Los ideales que han tocado el cielo son derribados de sus lugares elevados y despiadadamente aplastados hasta convertirse en átomos; las esperanzas que estaban más allá del poder de las palabras para expresarlas se apagan en la desesperación; los sueños se convierten en una horrible pesadilla; y el amor, que era tan puro como las aguas cristalinas, se enturbia, se ensucia y se convierte en un pozo negro. Y *todo esto por ignorancia* o por prisa descuidada, por apresurarse donde se debería haber tenido el máximo de tiempo, precaución y cuidado inteligente.

Como ya se ha explicado, cuando se va a realizar el acto del coito, los órganos sexuales tanto del hombre como de la mujer experimentan grandes cambios. La sangre corre a todas estas partes, en cantidades copiosas, hasta que se atiborran. El resultado es que el pene se agranda hasta varias veces su tamaño latente, y la vulva y la vagina deben, y lo harán, en condiciones adecuadas, sufrir cambios y transformaciones similares.

Pero suele haber una gran diferencia en el tiempo que tardan en producirse estos cambios en hombres y mujeres. Por parte del hombre, tan pronto como su pasión se despierta en una medida considerable, el pene de inmediato se prepara para la acción. Se "tumesces", o se hincha duro, casi al instante, y, en lo que respecta a su mera robustez física, es tan listo para entrar en la vagina entonces como siempre, incluso si tiene que forzarse.

Por otra parte, la tumescencia de las partes en las mujeres suele ser, (especialmente cuando se crían niñas) no pocas veces, una cuestión de tiempo considerable, no pocas veces varios minutos, y de vez en cuando, ¡de *media hora o más*! No siempre es así, pues algunas mujeres muy apasionadas están listas para la acción casi instantáneamente. De hecho, hay algunas mujeres cuyos órganos sexuales se tumefaccionan si ellas (las mujeres) incluso tocan a un hombre - cualquier hombre - ¡y ocasionalmente ocurre un caso en el que una mujer experimenta un orgasmo si su ropa roza a un hombre! Estos casos son, por supuesto, anormales. Pero, en *general, es* cierto que las mujeres se preparan para el acto sexual *mucho más lentamente* que los hombres.

Una vez más, cuando los órganos se preparan para el acto, la naturaleza ha proporcionado un medio maravilloso para lograr su unión fácil y feliz. Tanto los órganos masculinos como los femeninos segregan y emiten, o vierten, una especie de fluido lubricante que cubre y a veces casi inunda las partes. Esta es una sustancia clara y límpida, que se parece mucho a la clara de un huevo, y es muy parecida a la saliva que se segrega en la boca, sólo que es una sustancia más espesa. Químicamente, es casi idéntica a la saliva. La generada por el hombre se llama "flujo prostático"; la producida por la mujer "secreción precoital".

Ahora, si se da tiempo para que este fluido sea secretado y exudado, todas las partes se cubren o saturan con él, y están admirablemente equipadas para una fácil unión. El glande del pene se cubre con el líquido resbaladizo, y la vulva y todas las paredes de la vagina se lavan con la sustancia. Al mismo tiempo, las paredes vaginales se han ensanchado y ablandado, y todas las partes de la vulva (que aún deben ser nombradas y descritas en detalle) se encuentran en las mismas condiciones. El resultado es que, aunque el pene sea lo que a primera vista podría parecer de tal tamaño como para hacer imposible su entrada en la vagina, de hecho, tal entrada es perfectamente fácil, cuando las partes están completamente listas para ser unidas. *Pero ni antes ni después.*

Aquí es donde surgen los problemas. Si el marido se apresura, si no espera a que la mujer esté lista para encontrarse con él; si fuerza su pene grande y duro dentro de la vagina antes de que ninguno de los dos esté completamente listo para tal unión -cuando no hay fluido prostático en su glande, y la vagina está encogida y sus paredes están secas- si el coito se lleva a cabo de esta manera, es perfectamente fácil ver que *sólo puede resultar un desastre.* La mujer es herida, a veces de la manera más cruel, y el hombre en realidad sólo obtiene una bestial gratificación del acto. *De todas las cosas malas que hay en el mundo, esta forma de coito es la peor.*

Así pues, en esta *primera parte del acto, el* pensamiento más importante que hay que recordar y observar en es: *¡tómate mucho tiempo!*

Hay otra razón por la que, por parte de la mujer, este tiempo debe ser extendido, especialmente cuando ella es una novia y sin experiencia en estos asuntos, y es que su "inocencia", y toda su educación, le hacen sentir que está *haciendo mal,* o al menos permitiendo que se haga algo malo, y esto frena el crecimiento adecuado de su pasión, dificulta la tumescencia de sus órganos sexuales, retrasa el flujo de la secreción precoital, y así le impide prepararse adecuadamente para su participación en el acto mutuo.

Una vez más, su miedo al embarazo puede retrasar aún más su llegada a una condición adecuada. De hecho, esta última es la causa más común de que no esté preparada para encontrarse con su marido. Tanto el marido como la mujer deben tener en cuenta todos estos factores y tratarlos con inteligencia y amor para obtener los mejores resultados para ambas partes.

Por lo que se refiere al tema del posible embarazo, se prestará especial atención a este aspecto más adelante. Aquí se deja en suspenso por el momento, ya que su examen puede realizarse mejor después de haber estudiado otros puntos.

Ahora bien, la única indicación fácil de entender (y tan fácil de practicar como de entender) sobre lo que hay que hacer a modo de preparación para el acto del coito es: *haz como los amantes cuando están "cortejando".* Y todo el mundo sabe lo que es eso. Y nótese esto: *¡nadie se apresura cuando está cortejando!* Ellos se demoran, se prolongan, se entretienen, "tontean", se acarician de todas las maneras posibles e imposibles. Se besan - "besos largos y apasionados, se dan y se reciben una y otra vez"-, se abrazan, se acurrucan en los brazos del otro; en una palabra, "juegan juntos" de mil y una maneras que los "buenos" declaran equivocadas, y los de sangre fría califican de tonterías o necedades, pero que todos los *amantes* saben que es un *deleite indecible* ("indecible" es la palabra, pues ¡quién quiere *hablar* cuando tienen lugar estas dichosas experiencias!)

Ahora bien, estas cosas y otras similares, en cantidad ilimitada, deben preceder siempre al acto del coito. Es justo ahí donde debe desarrollarse esta parte del primer acto de este maravilloso drama u obra de cuatro actos, y si se omiten o no se tienen en cuenta, la obra terminará en *tragedia, con todos los actores principales muertos sobre el escenario.*

Ahora bien, la razón principal, si no la única, por la que esta parte del acto supremo de la vida matrimonial no siempre se preludia de esta manera se encuentra en la *falsa visión* de lo que *significa* la *ceremonia matrimonial, y en* una impresión errónea de lo que confiere a las partes que dicen "sí" a sus prescripciones. Es decir, la idea común es que la toma de "votos matrimoniales" otorga ciertos *derechos* e impone ciertos *deberes* a los nuevos esposos. Se piensa que dicha ceremonia hace *correctos* ciertos actos que de *otro modo* serían *incorrectos,* y que establece el *derecho* a participar en dichos actos, *con o sin ninguna otra consulta o consentimiento.* Convierte el amor en una cuestión de *contrato,* en algo *vinculado por promesas y compromisos, en lugar de una efusión libre y sin trabas del alma.*

El resultado de esto es que, mientras que antes de la ceremonia matrimonial tanto el hombre como la mujer ponen el máximo cuidado en hacer todo lo que está en su poder para aumentar, magnificar y retener el amor mutuo, después de que se les ha concedido una "licencia", y el ministro ha juntado sus manos y ha orado por ellos, después de esto, Después de esto, ambos piensan que tienen una *"cincha"* el uno con el otro, que están unidos por un vínculo que no puede romperse, un lazo tan fuerte que no necesitará más cuidado, sino que "permanecerá" por sí mismo, y que por lo tanto se le puede dejar que se mueva por sí mismo desde la hora de su pronunciamiento. Nada *más lejos de la realidad*. Y, sin embargo, es un sentimiento y una creencia común entre los jóvenes casados.

No es de extrañar que así sea. La forma misma de la ceremonia y el contrato matrimoniales tiende a hacerlo así. El hecho de que el matrimonio se originó como una forma de esclavitud, y que gran parte de su estatus original aún permanece, todo esto tiende a establecer estas ideas erróneas con respecto al patrimonio, en las mentes de las partes.

Tampoco los males que se derivan de una visión tan errónea del matrimonio se limitan a un solo lado de la casa. Por el contrario, se dividen por igual entre maridos y esposas, como lo demuestran algunos ejemplos:

Una pareja llevaba casada aproximadamente un año. No tenían hijos ni perspectivas de tenerlos. El marido empezaba a pasar las tardes fuera de casa, dejando sola a su mujer. Una noche, mientras se preparaba para salir, su mujer le dijo: "¿Por qué ahora sales por las tardes y me dejas sola? Antes no lo hacías". Y el marido le contestó:

"¡Vaya, ahora no haces nada para que me interese! Antes te ponías la ropa más bonita cuando venía a verte, te arreglabas el pelo de un modo encantador, me dedicabas una sonrisa que no se te borraba, me cantabas, me leías, te sentabas en mi regazo y me acariciabas y me besabas, y ahora ya no haces nada de eso". Y antes de que pudiera decir más, la esposa respondió: "¡*Oh, pero ahora estamos casados, y es tu deber quedarte conmigo!*".

No es de extrañar que el marido saliera de casa dando un portazo. Lo extraño es que volviera.

Otra vez: Una mujer que se había graduado en una famosa universidad del Este y que había enseñado durante varios años, que pertenecía a una de las "primeras familias" del Este y que era considerada una dama de la más alta cultura y refinamiento, se casó finalmente con un hombre de negocios del Oeste. En su noche nupcial, cuando se retiraban, el hombre puso su mano sobre el hombro desnudo de la mujer, y ella se la quitó, y dijo: "¡No seas desagradable! Me casé contigo porque estaba cansada de cuidar de mí misma, o de que mis parientes cuidaran de mí. Tú vales cincuenta mil dólares, y un tercio de todo eso se hizo mío en cuanto el predicador terminó su oración final, ¡y no puedes evitarlo! Esa es la verdad, y estamos casados, ¡y puedes sacar lo mejor de ello!"

Ambas son historias verídicas, y tampoco son las únicas de este tipo que podrían contarse.

Por otra parte, estos actos se corresponden con los de jóvenes maridos ignorantes y descuidados, que cometen actos ruines con sus novias porque creen que *la ley* y el *contrato les* dan derecho. No es necesario entrar en detalles. Todo el mal se revela en las palabras de la mujer que acabamos de citar: "*Oh, pero ahora estamos casados.*"

Estos registros, y todos los similares, llevan a la observación de que *el matrimonio no confiere ningún derecho, ni a la novia ni al novio, en el sentido más elevado de la palabra.* En lo que respecta a su observancia externa y formal, el matrimonio no es más que una especie de protección para la sociedad que ha crecido a lo largo de los años, y que probablemente sea lo mejor, por el momento, siendo las cosas como son. Pero debe entenderse bien que *nunca* puede conducir a la *verdadera felicidad* si se considera y utiliza *meramente* en su *aspecto legal y formal.*

El verdadero matrimonio se basa en el amor mutuo; y el amor mutuo nunca puede ser objeto de comercio, o convertirse en un elemento de acuerdo formal y contrato. Las personas pueden contratar vivir juntas y cohabitar, y pueden cumplir fielmente sus acuerdos; *¡pero esto no es matrimonio!* Es simplemente *prostitución legalizada, negociación y venta, a cambio de una contraprestación. Es una blasfemia llamarlo con el nombre sagrado de matrimonio.*

Verdaderamente dice Tennyson: "El amor libre no será atado". ¡No puede estarlo! Debe permanecer siempre libre, si es que permanece. Y si las partes tratan de atarlo, cuantas más cadenas, ataduras, promesas y acuerdos le pongan, más pronto y más rápido escapará de todas sus ataduras y volará lejos y *permanecerá lejos*.

Y así, volviendo al punto en el que lo dejamos (porque dijimos que aquí no debería haber prisas ni precipitaciones), dejemos que los casados comprendan que la clave de la felicidad conyugal es *seguir "cortejándose" mutuamente.* De hecho, hacer que el cortejo crezca continuamente a más y más. Durante toda la vida matrimonial, nunca descuiden, y mucho menos olviden ser amantes, y mostrar, *con todos sus actos*, que son amantes, y grande será su recompensa. No preguntéis cómo hacerlo. Lo sabéis muy bien. Hacedlo.

Y ten cuidado *de no* hacer nada que un amante cuidadoso no deba hacer. Tanto el marido como la mujer deben seguir estas instrucciones. Ponte hermosa para tu marido, oh, esposa, y mantente así. En cuanto al público, o a tus amigos, o a la sociedad, dales lo que puedas de ti misma, después de haberle dado a tu amante todo lo que puedas concederle, o lo que él pueda desear que le concedas. No des a todos y a todo lo demás, iglesia, sociedad, trabajo, hijos, amigos, o lo que sea; no des *todo de ti* a éstos, y deja que tu marido "tome lo que sobra". No hagas eso, ¡ya que valoras tu éxito y felicidad matrimonial! No digas: "Oh, pero ahora estamos casados", y dejes que se quede así.

Las bellas y delicadas flores del amor conyugal deben ser vigiladas y cuidadas con el mayor esmero, *continuamente*, tanto por el esposo como por la esposa. Tratadas de este modo, no sólo serán fragantes y hermosas durante todos los años de la vida matrimonial, sino que, a medida que las flores se desprendan una a una de sus pétalos y cambien de forma para dar frutos deliciosos, a medida que se produzcan estos cambios, nuevas flores, más hermosas y fragantes, continuarán hasta el final de la más larga vida matrimonial. No olvides nunca esto, ni lo dudes, cuando esperes la felicidad en el estado matrimonial. Ten en cuenta lo que aquí se dice, y actúa en consecuencia *todo el tiempo-días*, noches y domingos.

Ahora bien, si estas verdades se inculcan a fondo, se "clavan" tan firme y profundamente que nunca se "soltarán" ni se escaparán, seguiremos adelante.

Así pues, la *primera parte* de *todo* acto de coito debe ser siempre un acto de *cortejo*, en el que *no* debe haber *prisas*, sino que las partes deben "*demorarse*", como dice John Burroughs.

Y hay que añadir esto: que, para los amantes casados, el cortejo tiene un abanico de posibilidades mucho más amplio que para los solteros. Antes del matrimonio, hay convencionalismos y ropa de por medio. Después, ni lo uno ni lo otro tienen por qué existir, y esto marca una gran diferencia, y todo a favor de los mejores resultados, si se utilizan correctamente y se aprovechan al máximo. No es necesario entrar en detalles aquí, (aunque esto se puede hacer más adelante en este escrito). Si los amantes son tan libres el uno con el otro sin ropa como vestidos; si ignoran por completo todos los convencionalismos, y hacen el uno con el otro todo lo que sus *impulsos* e *inclinaciones* sugieran, o sus deseos inciten; si se entregan, *con el mayor abandono,* a acariciarse el uno al otro de todas las formas posibles que *la madre naturaleza* ha puesto a su alcance; si se abrazan, se besan, se "miman" y "juegan" como les apetece, si lo hacen sin *prisas,* entonces, a su debido tiempo, ejecutarán con éxito el *primer acto* de la gran obra que están representando; Los órganos sexuales se convertirán en totalmente listo para la unión que ambos están deseando; el "flujo de la próstata" se habrá añadido a la condición erecta del pene; las paredes de la vagina y toda la zona de la vulva se ampliará, suave, flexible y suave y resbaladiza por un suministro más generoso de la "secreción pre-coital" y todo estará en *perfecta disposición* para la siguiente parte de la actuación, a saber, la unión de los órganos.

Y aquí se hace necesario decir algo sobre la posición de las partes al realizar dicha unión. Hay un gran número de ellas posibles, algunas de las cuales se señalarán más adelante, pero aquí sólo se considerará la más común (se dice que hay más de cuarenta posiciones diferentes posibles en este acto).

La posición más habitual es que la mujer se tumbe boca arriba, con las piernas muy separadas y las rodillas levantadas, de modo que el ángulo formado por la parte superior e inferior de la pierna sea inferior a ángulo recto. La cabeza no debe estar demasiado alta y no debe haber ninguna almohada debajo.

En sus brazos, y entre sus piernas abiertas mientras ella yace así, debe venir su amante. Su cuerpo estará así por encima de ella, y *él deberá sostenerse sobre sus codos y rodillas*, para que poco o *nada* de su peso descanse sobre ella. En esta posición, cara a cara (¡y hay que señalar que sólo en la familia humana es posible esta posición del coito! Entre los meros animales, el macho siempre está sobre la espalda de la hembra. Ellos -los meros animales- ¡nunca pueden mirarse a los ojos y besarse durante el acto! Esta es otra diferencia marcada y muy significativa entre los seres humanos y todos los demás animales en este sentido) es perfectamente natural y fácil para los órganos de ir juntos, cuando se prepara adecuadamente, como aquí-antes descrito. La mujer también debe colocar sus talones en los huecos de las rodillas de las piernas de su amante, y abrazar su cuerpo con los brazos.

La entrada del pene en la vagina no debe ser demasiado brusca, a menos que las circunstancias sean perfectamente favorables para tal encuentro y sea el *deseo de la mujer* que se haga de esta manera. Es justo decir, sin embargo, que tal entrada audaz y pronunciada es a menudo *muy deseado por la mujer*, si su pasión se ha despertado plenamente en esta etapa del acto. Tal unión no es infrecuentemente del mayor deleite para ella, si todo es favorable para que se haga así. Pero, si hay algún dolor producido en ella por la unión, la reunión debe ser suave y lento, el pene trabajando su camino en la vagina por grados, hasta que, finalmente, está completamente encerrado en ella. Una vez así felizmente juntos, la vagina y la cavidad uterina se expandirá aún más, hasta que, en el debido orden, los dos órganos se ajustan a la perfección, una sola unidad, *uno*, en el más alto sentido de la unidad.

Este es el *segundo* acto de esta maravillosa obra.

Una vez bien juntos, y los órganos perfectamente asentados y adaptados el uno al otro, comienza el *tercer* acto, es decir, *el movimiento de los órganos* - el deslizamiento del pene hacia adelante y hacia atrás, en parte dentro y fuera de la vagina, aunque esto no es realmente la mejor manera de describir lo que debe tener lugar. Lo que realmente debe hacerse es que los *dos* órganos deben participar en este movimiento, que es *común a ambos*. Deben deslizarse *mutuamente* unos pocos centímetros, hacia adelante y hacia atrás, *cada parte del movimiento haciendo la mitad justa*.

A menudo se supone, tanto por un marido no iniciado como por una esposa "inocente", que todo el movimiento debe originarse con el marido, que él debe deslizar su pene dentro y fuera de la vagina, mientras que la mujer debe permanecer inmóvil y "*dejar que él lo haga todo*". Esto es, sin embargo, un *gran* error, y uno que ha causado un sinfín de males a un número incalculable de maridos y esposas. Y por las siguientes razones:

En la posición que acabamos de describir, si la esposa tiene sus brazos alrededor del cuerpo de su amante y sus talones en los bolsillos de sus rodillas, mientras que él se apoya con los codos y las rodillas por encima de ella, *sin* descansar nada de su peso sobre ella, es perfectamente fácil para ella levantar las caderas hacia arriba y hacia abajo, o balancearlas de lado a lado, o balancearlas en un movimiento circular "round-and-round" , como ella elija hacer. De este modo, puede *originar la* mitad del movimiento de entrada y salida, algo que le encantará hacer *si se le da la oportunidad*. Sin embargo, si el hombre yace pesadamente sobre ella, sujetándola con el peso de su cuerpo, se impide la posibilidad de tal acción por parte de ella, y esto resulta desastroso para ambas partes. Y así, en esta parte del acto, el marido debe tener el *máximo cuidado* para dar a su esposa la *libertad plena y completa* para mover sus caderas como ella elige, y como un clímax éxito exige que ella debe.

Ahora bien, si se deja que la mujer se mueva libremente, como acabamos de describir, y el movimiento de entrada y salida se desarrolla como es debido, lo que sigue inmediatamente variará en gran medida. Así, el tiempo necesario para alcanzar el clímax, o último acto de la representación, puede ser de unos pocos segundos, o de varios minutos, puede requerir sólo media docena de movimientos, ¡o *varios cientos!* Todo depende de la intensidad de las pasiones del marido y la mujer, especialmente de esta última, y de su habilidad para manipular esta parte del acto.

El efecto de este movimiento es excitar aún más y distender aún más todos los órganos implicados. Normalmente, el movimiento es cada vez más rápido, y las caricias llegan a ser tan largas como la longitud de los órganos lo permita sin separarlos. El flujo de los fluidos lubricantes de ambos órganos se hace cada vez más abundante, hasta que, de repente, se alcanza el orgasmo o *cuarta fase.*

Es difícil describir cómo es este orgasmo. No hay ninguna sensación corporal que se le parezca en absoluto ( ), a menos que se trate de un estornudo, que sólo se le parece en que es espontáneo y una especie de espasmo nervioso (a veces se habla de un estornudo como de un orgasmo). Un orgasmo sexual es un espasmo nervioso, o una serie de explosiones nerviosas pulsantes que desafían toda descripción. Cuando llega, la acción escapa por completo al control de la voluntad, y la sensación que produce es indescriptiblemente deliciosa. Es la cima de todas las experiencias humanas. Para un marido y su mujer alcanzar este clímax, exactamente en el mismo instante, es una consumación que nunca podrá ser superada en la vida humana. Alcanzar esta cumbre suprema de las posibilidades sexuales es un objetivo que merece el esfuerzo de todos los esposos y esposas.

Por parte del hombre, el orgasmo arroja el semen dentro y alrededor del tracto vaginal-uterino. La cantidad de semen así descargada en un solo clímax es alrededor de una cucharada sopera, bastante para limpiar e inundar totalmente el área en la cual se lanza. Su uso y acción allí se han descrito ya, y así que no necesitan ser repetidos aquí.

Por parte de la mujer, el orgasmo no provoca ninguna emisión correspondiente de fluido, de ningún tipo, que se expulse a chorro como el semen. Sin embargo, la acción espasmódica de las partes sexuales, en lo que respecta a las explosiones nerviosas, es exactamente igual a la de su pareja. Las palpitaciones se suceden en toda la zona sexual; la boca del útero se abre y se cierra convulsivamente, la vagina se dilata y se contrae una y otra vez, y la vulva experimenta acciones similares. Las sensaciones son todas de la naturaleza más deliciosa, todo el cuerpo de la mujer se estremece, una y otra vez, una y otra vez, con delicias inexpresables. Esta, sin embargo, parece ser toda la misión del orgasmo en la mujer. *No tiene nada que ver con la concepción*, aunque muchas personas, especialmente los maridos jóvenes que saben sólo un poco sobre el fenómeno, creen que es *esencial* para el embarazo. *Pero no es así en absoluto.* Todo lo que se necesita para producir la concepción en una mujer es la presencia del óvulo en el útero, y su encuentro con el semen allí, y así convertirse en fecundado. En lo que respecta al embarazo, la *mujer no* necesita *sentir placer alguno* en el acto del coito. De hecho, ¡se han quedado embarazadas mujeres consiguiendo semen fresco de algún hombre e inyectándoselo en la vagina con una jeringuilla femenina normal!

La falsa idea, que prevalece en gran medida, y que por lo general toma la forma de que no hay peligro o posibilidad de concepción a menos que el orgasmo sea *simultáneo por parte del hombre y la mujer,* ha causado que muchas mujeres queden embarazadas cuando pensaban que tal resultado era imposible, porque ella y su amante no "gastaron" en el mismo instante. Por la misma razón, muchos maridos jóvenes han dejado embarazada a su mujer cuando menos lo esperaban, pensando que como sólo él experimentaba el orgasmo, la concepción era imposible.

Además, hay muchos hombres y mujeres casados que no saben que es posible que una mujer experimente un orgasmo. El escritor conoció una vez un caso de este tipo, en el que un marido y una mujer, personas de lo más inteligentes y cultivadas, vivieron juntos durante veinte años, y de los que nacieron seis hijos, que, al final de ese tiempo ¡ignoraban por completo tal posibilidad! Más tarde la descubrieron por accidente, por así decirlo, y después de eso disfrutaron de sus delicias durante muchos años. Hay algunas, sí, muchas, mujeres que nunca experimentan esta sensación en absoluto, pero de esto se dirá más adelante.

Todos estos fenómenos parecen indicar el hecho de que, en lo que respecta a las mujeres, *el orgasmo es enteramente para su deleite y deleite. No forma parte del acto de la concepción,* y su única función posible, más allá del placer, es que, debido a las sensaciones extremadamente deliciosas que produce, puede atraer a las mujeres a participar en el coito cuando, de no ser por este hecho, no lo harían, y que por lo tanto aumenta la posibilidad de que las mujeres se conviertan en madres. De hecho, ¡no hay tentación más fuerte para que una mujer corra el riesgo de quedarse embarazada que su deseo de experimentar un orgasmo! Pero hablaremos de ello más adelante.

En cuanto termina el orgasmo, se produce un colapso total del marido y la mujer. Están verdaderamente "agotados", una palabra muy expresiva, que por sí sola puede describir su estado. Por parte del hombre, el hasta ese momento robusto pene, se vuelve casi instantáneamente flácido y encogido, mientras que todos los órganos femeninos se vuelven inactivos. Una languidez deliciosa se apodera de ellos; cada nervio y fibra de todo el cuerpo se relaja; y un deseo de dormirse en una vez, viene sobre ellos irresistiblemente. Y lo que deben hacer es aprovechar ese impulso natural lo antes posible. Deben tener siempre a mano, y al alcance de la mano, una toalla o servilleta, con la que cuidar el excedente de la emisión seminal, que, tan pronto como se separen los órganos, fluirá, en mayor o menor cantidad, de la vagina. Parte del mismo fluido también permanecerá en el pene cuando se retira. El marido debe absorber este excedente que permanece con él con la toalla, tan pronto como los órganos se separan, e inmediatamente dejar su posición superpuesta, dejando a su esposa *perfectamente libre*, para hacer lo que quiera. Ella debe colocar la toalla entre sus muslos, exactamente como lo haría con una toalla sanitaria, sin hacer ningún intento de eliminar el exceso de semen en ese momento, y darse la vuelta e ir a dormir *inmediatamente*. (Se dice que si la mujer se acuesta *boca arriba* después del coito, aumenta la *probabilidad de* quedarse embarazada. Este es un punto que las mujeres que desean ser madres deberían tener en cuenta. El escritor conoció un caso en el que una mujer se acostó boca arriba durante veinticuatro horas después del coito y así quedó embarazada después de que todos los demás medios hubieran fracasado).

Ahora bien, podría parecer que tal descuido, por parte de la mujer, de eliminar inmediatamente el semen sobrante, era impuro y antihigiénico. Pero esto no es en absoluto cierto, y por esta razón: *El semen es un estimulante muy poderoso para todos los órganos sexuales femeninos y para todo el cuerpo de la mujer.* Los órganos mismos absorberán cantidades de semen, si se dejan en contacto con él, y es muy saludable y beneficioso para ellos, y para la mujer, que lo hagan. Es por esta causa que muchas mujeres aumentan en carne, e incluso engordan después de casarse y así pueden servirse de este *alimento saludable. De* hecho, *no hay ningún estimulante nervioso, o nervio-quieter, que es tan potente a la mujer-kind como el semen.* Hay multitudes de mujeres "nerviosas", incluso histéricas, que recuperan la salud, y se mantienen en buena salud, a través de los efectos estimulantes de un coito satisfactorio y la absorción de semen, cuando ambos elementos están presentes en la perfección. Por otra parte, hay muchas mujeres que sufren todo tipo de males, cuando estos factores normalmente beneficiosos son mal utilizados o mal aplicados. Los resultados que siguen dependen de la forma en que se realiza el acto, y sus productos utilizados.

Por lo tanto, una vez terminado el acto del coito, que la mujer se ponga una "venda" lo antes posible y se vaya a dormir. Si duerme mucho tiempo, tanto mejor, tanto más se beneficiará de la presencia del semen y de su absorción. Cuando se despierte naturalmente, puede bañar la región de la vulva con agua tibia; pero no hay necesidad ni es prudente tratar de limpiar la vagina y el tracto uterino mediante el uso de una jeringa vaginal. Sobre todo, nunca inyectes agua fría en la vagina, especialmente no lo hagas inmediatamente después del coito. Algunas mujeres se inyectan agua fría inmediatamente después del coito. No hay camino más seguro hacia la mala salud y el suicidio final. Las partes están congestionadas de sangre en esos momentos, y verter agua fría sobre ellas es como si, cuando uno está chorreando sudor, debiera sumergirse en un baño frío. La naturaleza ha hecho sabias provisiones para cuidar de todo el semen que permanece en la vagina. Deje las partes solas, y ellas se limpiarán y cuidarán por sí mismas.

Tal es, pues, un repaso algo extenso del acto del coito en su mejor estado, y de un modo general. *Su perfecta realización es un arte que hay que cultivar, y en el que la pericia sólo puede alcanzarse mediante una sabia observación, un cuidadoso estudio de todos los factores implicados y una amorosa adaptación de los cuerpos, las mentes y las almas de ambas partes al acto. No es una mera función animal.* Es una *unión*, una *unidad* de "dos *almas* con un solo pensamiento, dos corazones que laten como uno solo". No hay nada de bajo o degradante en ello, cuando es lo que debe ser, cuando es llevado a, y experimentado en, su más alto y mejor estado. Es algo *diseñado por Dios, nacido de Dios, otorgado por Dios.* Como tal, debe ser recibida con gratitud y *utilizada divinamente* por todos los hijos e hijas de los hombres.

VII. LA PRIMERA UNIÓN

Y ahora, aunque se ha dicho tanto, hay mucho que queda por decir, y que debería decirse, para hacer justicia al tema. Algunas de estas cosas son las siguientes:

Algo más habría que decir sobre la segunda parte del acto del coito, la unión de los órganos, cuando ésta se produce por *primera vez por parte de* la mujer.

En el primer encuentro de los esposos, si la mujer es virgen, existen ciertas condiciones por parte de ella que no están presentes en los encuentros posteriores, y éstas deben ser comprendidas y tratadas correctamente, o pueden producirse los peores malos resultados.

Por supuesto, en esa primera reunión, todos los preliminares prescritos como formando el *primer* movimiento del acto deben ser llevados a cabo hasta *el límite*. No es demasiado decir que deben prolongarse durante *algunos días*. No se sobresalte, joven esposo, ante esta afirmación. Bien escribió Alejandro Dumas, padre: "¡Oh, joven esposo, ten cuidado en las primeras insinuaciones que hagas a tu novia! Puede que ella se encoja ante lo que siente que debe venir; puede que se tape los ojos con las manos para no ver nada; pero ¡no olvides que es una mujer, y por lo tanto está llena de *curiosidad*, en cualquier circunstancia! Y puedes estar seguro de que, aunque se tape los ojos con las manos mientras escala las vertiginosas alturas a las que la estás conduciendo, *mirará a través de sus dedos*. Así que te observará con ojos muy críticos, y notará cada muestra de *egoísmo o torpeza de tu parte. Así que ten cuidado.* Puedes pensar que estás apuntando tu flecha al sol. Procura que no se clave en el barro". Buenas palabras, y hay que tenerlas en cuenta, pase lo que pase.

Por regla general, si la novia es virgen, conviene *dejar pasar mucho tiempo antes de iniciar el acto del coito.* La demora en este punto dará lugar a una posible rapidez amorosa, más adelante. Los jóvenes deben tomarse el tiempo suficiente para conocerse mejor que nunca; para acostumbrarse, en cierta medida, a la presencia descubierta del otro, y a las nuevas posibilidades de "cortejar" y "jugar juntos" que ofrecen sus nuevas condiciones. En cualquier caso, el coito completo no debe intentarse hasta que la novia esté al menos *dispuesta*. Si se consigue que esté *ansiosa* por el encuentro, tanto mejor.

Y así, con tiempo suficiente para prepararse para el acto, llegamos a la primera unión de los órganos de una pareja de recién casados, siendo la novia virgen. Y aquí es donde es necesaria una explicación.

La vulva, o parte externa de los órganos sexuales femeninos, es una abertura en forma de boca, situada lateralmente entre la parte anterior de los muslos. En forma, tamaño y estructura, se parece mucho a las partes externas de la boca propiamente dicha. Comienza justo delante del ano y se extiende hacia delante por encima del hueso púbico y un poco más arriba del vientre. Su longitud lateral es de unos diez centímetros o más.

Este órgano consta de varias partes, a saber: Los labios, o labiae, como se conocen técnicamente, el clítoris y la abertura vaginal. Los labios son una fila doble, dos a cada lado, y se conocen como labios mayores y labios menores, es decir, los labios más gruesos y los más finos, o los más grandes y los más pequeños. Se extienden casi a lo largo de toda la vulva, y los labios exteriores se pliegan sobre los interiores cuando los muslos están juntos. Las partes externas de los labios mayores están cubiertas de vello. En grosor y calidad estos labios son muy parecidos a los labios de la cara de cada individuo, una boca grande y labios gruesos indican una vulva grande y labios gruesos y viceversa. El clítoris es una glándula situada hacia delante, en la parte superior de la vulva. Se corresponde, casi exactamente, en constitución y función, con el glande del pene del órgano masculino. El orificio vaginal se encuentra en la parte posterior o inferior de la vulva y desemboca directamente en la vagina propiamente dicha.

Todas estas partes están compuestas por nervios muy sensibles, y están cubiertas por una piel fina, delicada y extremadamente sensible, casi exactamente igual a la que recubre las mejillas y la boca. Tanto el clítoris como los labios están llenos de vasos sanguíneos dilatables, y en un estado de tumescencia se agrandan enormemente por un flujo de sangre en las partes. El clítoris, en este estado, experimenta un agrandamiento, o "erección", que es exactamente igual a la del glande del pene. Esto en cuanto a la fisiología de esta parte de los órganos sexuales femeninos, todo lo cual debe ser bien entendido por cada novia y novio, aunque a menudo no lo es.

Ahora bien, en su estado virgen, la vulva tiene otra parte, aún sin nombre, que es el himen, o "cabeza de doncella", como se conoce comúnmente. Se trata de una membrana que crece a través de la parte delantera o superior de la abertura vaginal, y así *cierra* casi toda esa parte de la vulva. Sin embargo, este himen no siempre está presente, incluso en un estado de indudable virginidad. A veces se desgarra en la infancia con los dedos de la niña, cuando "juega consigo misma". A veces se rompe al levantarlo, otras veces se rompe con el uso de una jeringuilla femenina de gran tamaño. *Por todas estas razones, no es correcto concluir que una novia no es virgen porque el himen no está presente y en evidencia en el primer coito.*

Ahora bien, muchos maridos jóvenes, y algunas esposas jóvenes, ignoran por completo la *existencia* del himen, y los problemas que puede causar en la segunda parte del acto sexual, en un primer encuentro. Esta membrana es a menudo bastante dura y fuerte. Crece rápidamente a la parte inferior del clítoris y a las superficies interiores de los labios más pequeños, y cubre tanto la abertura vaginal que es prácticamente imposible que el pene erecto entre en la vagina mientras esté presente. ¡Ahora bien, si, en estas condiciones, la novia y el novio (especialmente el último) son ignorantes de la construcción real de las partes, y por lo tanto deben tratar de hacer una unión de los órganos, que encontrarían tal unión obstruido, si no imposible; y si el hombre, desconcertado, e impaciente, y la pasión impulsada, debe *forzar* una entrada apresurada en la vagina, rompiendo el himen sin piedad, que heriría a la mujer cruelmente, probablemente la causa de *sangrar* libremente de las partes heridas, y su choque en serio! Todo lo cual sería un punto en contra del marido, lo tacharía de bruto, o de chapucero, y así tendería a hacer que su "flecha apuntada por el sol se clavara en el barro".

Lo que hay que hacer aquí, es, en primer lugar, conocer la situación y hablarla, y con cuidado, delicadamente, hacer lo mejor que se pueda al respecto. Si los novios comprenden bien las condiciones, pueden, en casi todos los casos, trabajando y moviéndose juntos con cuidado, superar el obstáculo, quitar el himen con poco o ningún dolor o pérdida de sangre.

De hecho, cuando llega el momento del encuentro, si se conocen todos los hechos, y el marido mantiene su pene erecto quieto y firme contra el himen, la novia presionará de tal manera contra él, y lo "contoneará", que *con sus propios movimientos* romperá la membrana y se librará de él. Ella sabe cuánto dolor puede soportar, y cuando la presión es demasiado fuerte, ¡puede aliviarla por su propia acción! En cualquier caso, lo que se hace, *lo hace ella misma*, y así nunca puede cargar contra su marido.

Es raro el caso en que, por voluntad, deseo y esfuerzo mutuos para eliminar la obstrucción, ésta no pueda eliminarse con satisfacción tanto para la novia como para el novio. Sin embargo, si los esfuerzos cuidadosos y bien ejecutados no logran eliminarla, se deben procurar los servicios de un cirujano, quien, mediante una operación muy sencilla y casi indolora, puede eliminar la dificultad. Pero nunca, *no nunca*, debe ser arrancado brutalmente por la fuerza del marido, y sin la plena voluntad de la esposa. *Fijaos bien en esto.* De hecho, lo sabio y práctico que toda novia debería hacer, sería acudir a un cirujano unos días antes de su boda, para que le extirpara el himen. Esta operación es casi indolora y muy fácil de realizar. Sin embargo, hacer esto podría suscitar una duda sobre la virginidad por parte del marido, ¡por lo que es un punto con el que hay que tener cuidado!

El acto de extirpar el himen suele denominarse "desfloración", es decir, el desgarro de una flor. El término no es afortunado. Al extirpar el himen no se ha quitado nada que merezca la pena, pero se ha adquirido mucho que es útil. Se ha extirpado un órgano que había dejado de ser útil y su desaparición ha hecho posible nuevos y hermosos usos en la vida. Si esto se ha logrado por el deseo mutuo y el esfuerzo de la novia y el novio, es un motivo de alegría y no de tristeza; de alegría y no de luto. Lo mismo se llora por la extirpación del apéndice vermiforme que por la destrucción del himen.

Superado correctamente este obstáculo, el segundo acto del coito no ofrece ninguna situación que requiera más observaciones o explicaciones.

Y ahora unas palabras sobre las probabilidades de concepción resultantes del coito, y algunas cuestiones que están muy estrechamente relacionadas con ello.

En primer lugar, todo marido y toda mujer sanos y bastante bien provistos deben desear tener hijos y actuar de acuerdo con ese deseo. Esto no sólo está en armonía con el propósito primario del sexo en la familia humana, sino que responde a una exigencia natural del alma humana, tanto en el hombre como en la mujer. Como Bernard Shaw hace decir a Jack Tanner: "Hay un corazón de padre y un corazón de madre", y *la paternidad es el deseo supremo de todos los hombres y mujeres normales y de mente sana.* No es un "instinto", sino algo muy superior a esa cualidad.

La paternidad entre los simples animales es el resultado del instinto, y sólo de eso, pero no así en la raza humana. Los seres humanos desean naturalmente formar un hogar para sí mismos, y un hogar, en el sentido más pleno de esa palabra, significa *hijos* y un "círculo familiar". Esto es algo de lo que los animales no saben nada. Las madres animales olvidan e ignoran a su progenie tan pronto como ésta es destetada; y los padres animales, en muchos casos, la matan nada más nacer, si tienen ocasión de hacerlo. Estos hechos demuestran que la paternidad, en la familia humana, es algo mucho más que en el resto del reino animal. De hecho, todo el asunto de comparar esta cualidad, como existe en la humanidad, con la de los animales meramente, es sólo una continuación de la abominación similar de comparar las funciones sexuales de estas dos formas de vida. En lo realmente esencial de la existencia, no son comparables en modo alguno; y hacer tal cosa no sólo es una locura, sino que se aproxima a lo positivamente criminal. Los resultados de hacerlo conducen ciertamente al crimen.

Fundamentalmente, pues, casi todos los hombres y mujeres se casan con el propósito y la esperanza de tener una familia de hijos. Puede que no lo expresen así, puede que ni siquiera lo reconozcan, ni siquiera el uno al otro o a sí mismos; pero si los casados descubren que *no pueden* producir, es una fuente de indecible pesar para ambos. En tales casos, el deseo inherente de paternidad "clamará en voz alta y no escatimará". Una mujer "estéril" lamenta enormemente su incapacidad, y derramará amargas lágrimas por el hecho, si es verdaderamente humana; y un hombre "impotente" será prácticamente despreciado por todos los que son conscientes de su incompetencia.

Y, sin embargo, aunque todos los hombres y mujeres normales desean tener hijos, es justo que deseen tenerlos *como quieran* y *cuando* quieran, y no *cuando les vengan por casualidad. Es* decir, las personas sensatas y reflexivas, que hacen planes definitivos para el futuro, quieren que la llegada de los hijos sea un asunto de acuerdo *deliberado* y no de *casualidad.*

Esto no sólo es como debe ser, sino que es realmente la única forma correcta en que los niños deben ser engendrados y nacer. Esta afirmación requiere unas palabras especiales sobre el derecho de los padres a regular la producción de progenie.

En algunos círculos se habla mucho del "suicidio racial" y de la maldad de limitar deliberadamente el número de hijos en una familia. Tales conversaciones y escritos despiertan ansiosos cuestionamientos en las mentes de jóvenes casados y casadas concienzudos que desean hacer lo correcto en el lugar, pero no están seguros de qué es lo correcto, y para tales son las siguientes palabras:

Hace muchos años, un filósofo y estadista inglés, de nombre Malthus, descubrió y anunció el hecho de que la tasa de crecimiento natural de la raza humana era varias veces superior a la tasa de producción posible de alimentos para su sustento. Científicamente expresada, su afirmación era que "la tasa de aumento de la humanidad está en proporción geométrica, mientras que la tasa de aumento del posible suministro de alimentos está en proporción aritmética". Y partiendo de esta base, razonó que, a menos que el excedente de la producción humana se cortara y destruyera de alguna manera, toda la raza humana acabaría demandando más alimentos de los que se podrían producir; y así, a su debido tiempo, ¡toda la raza perecería de inanición!

Luego procedió a razonar que el propósito de la enfermedad, la plaga, la peste, el hambre, la pobreza y la guerra era cortar y destruir el *excedente de* la humanidad, y por lo tanto todos estos supuestos males eran en realidad bendiciones disfrazadas, ¡y que *sería un error interferir* con sus trabajos realmente benéficos! Podrían escribirse volúmenes, y no podrían contar ni la mitad de la miseria y el mal que la promulgación de esta doctrina ha causado al mundo civilizado, pero no hay espacio aquí para dar tales detalles; ni es necesario hacerlo, aunque la declaración de la doctrina tenía que hacerse para preparar lo que sigue.

Ahora bien, ¿no es mucho más razonable suponer que, puesto que se les ha *dado la posibilidad de determinar el número de vástagos que un marido y su mujer pueden producir*; que, puesto que tal resultado puede ser, para ellos, una cuestión de *elección*, de un *ejercicio de la voluntad*, y no de *un instinto ciego*, bajo estas circunstancias, todas las cuales existen indudablemente, ¡no es mucho más razonable creer que es el *propósito del Creador* que la limitación del número de seres humanos en el mundo se produzca *frenando la tasa de natalidad*, en lugar de *matando al excedente* después de nacer!

Cualquier hombre o mujer inteligente sólo puede dar una respuesta a esta pregunta.

Estos hechos, entonces, establecen la *legitimidad de determinar el número y tamaño de una familia por cada esposo y esposa*. Pero esto no significa que deban abstenerse por completo de cohabitar para no tener hijos. Esta fase del argumento ya ha sido tratada y eliminada. Pero *sí* significa que los maridos y las esposas tienen derecho a utilizar los medios legítimos para limitar el número de hijos que sean conducentes a los intereses de todas las partes implicadas: ellos mismos, sus circunstancias, los hijos nacidos o por nacer, el estado , la nación. Que los novios estén bien convencidos y establecidos en sus propias mentes sobre estos puntos, tan pronto como sea posible en su relación. Deben estarlo desde el principio, *deben estarlo* para obtener los mejores resultados.

Se plantea entonces la cuestión: ¿Cómo se puede determinar de forma tan deliberada y voluntaria el número de hijos que pueden tener los cónyuges?

Y la respuesta es que *nunca puede lograrse mediante una cohabitación descuidada y fortuita. Por el contrario*, sólo puede lograrse mediante los procesos más *cuidadosos* y *atentos* de participar en el coito, y por un *pleno conocimiento* de los hechos fisiológicos, y actuando, *siempre*, de acuerdo con los mismos. No es un camino por el que se pueda transitar descuidadamente, pero, a pesar de todo, merece la pena recorrerlo.

A este respecto, hay que decir que todos los hombres y mujeres cuerdos e inteligentes están de acuerdo en que cualquier cosa que se acerque al *infanticidio* no es sino un crimen, y que el aborto, excepto con el propósito de salvar la vida de la madre, es prácticamente un asesinato.

Pero, si bien todo esto es cierto, impedir el contacto de dos gérmenes que, si se permite que se unan, podrían dar lugar a una forma humana viva, es un *asunto muy distinto*.

Este es el único aspecto de la situación que se examinará a continuación.

Ahora bien, como ya se ha demostrado, los elementos esenciales para la concepción consisten en la presencia del óvulo en el útero y su encuentro allí con el semen. El corolario de esto es, que siempre que estas coincidencias tienen lugar, hay una *posibilidad* para la concepción.

Pero en todos los casos *normales*, el óvulo sólo pasa a la matriz una vez cada veintiocho días; y, por regla general, sólo permanece en la matriz durante aproximadamente la mitad de ese período de tiempo, es decir, durante unos catorce o quince días en cada mes. Y así, puesto que el flujo menstrual cesa después de unos cinco días de su comienzo, en unos diez días *después de* su cese, el óvulo habrá salido del útero, y por lo tanto ese órgano no contiene nada que sea inexpugnable. En estas condiciones, el semen puede ser depositado en el útero, sin peligro de impregnación. Esta es una proposición simple, y fácil de entender si se conoce una vez.

Sin embargo, hay que decir que estas condiciones *generalmente* comunes *no siempre se dan*, es decir, *no se dan en el* caso de *todas las* mujeres. Hay mujeres que conciben en *cualquier* momento del mes, si se les da la oportunidad de hacerlo. Se dice que la razón fisiológica de tal posibilidad es la siguiente: En los ovarios siempre hay óvulos, en distintas fases de desarrollo. Pero, en casos excepcionales, a veces estos óvulos están tan parcialmente retenidos en los ovarios que, bajo la excitación del coito, y debido a que todas estas partes se dilatan tanto durante el acto, un óvulo puede escapar de sus amarras, en tales condiciones, pasar al útero en un momento inoportuno, encontrarse allí con el semen, y producirse el embarazo. Tales son los hechos *en algunos casos*.

Entonces, ¿cómo pueden saber los cónyuges cómo es o será en *su* caso particular?

La respuesta es que sólo pueden saberlo probando, y eso debe hacerse de la siguiente manera:

¡El *primer* encuentro sexual de los novios *nunca* debe ocurrir hasta por lo menos *diez días después del cese del flujo menstrual en la novia! Esta es una regla que nunca debe ser violada* si las partes desean "*probar*" la condición real en cuanto a si la novia tiene o no algún "tiempo libre". Las probabilidades de que *disponga* de tiempo libre son varias a una, pero sólo se puede establecer el hecho "probando" y esto *nunca se* puede hacer si se corren *riesgos*. Anota esto como regla número uno.

Por esta razón, es bueno que la novia fije el día de la boda; y, si es posible, que lo sitúe en algún momento durante el período probablemente inmune. Y cuanto más se acerque este día al *comienzo del* período libre de peligro de embarazo, mejor. Porque, si ocurriera que el primer coito tuviera lugar sólo un *día o dos antes* del momento en el que le llegara otra "mensualidad", tal excitación podría acelerar el paso del óvulo casi maduro al útero, y podría producirse la concepción. En ese caso, "toda la grasa estaría en el fuego", no se probaría nada y las partes serían tan ignorantes como siempre respecto a los hechos en *su* caso.

Y así, el *primer* encuentro sexual de una novia y un novio no debe ser *antes* de *diez días después del cese del flujo menstrual y no más tarde de tres días antes de la siguiente mensualidad. Anota esa como regla número dos, que nunca debe ser violada.*

Y si el matrimonio tiene lugar antes de que llegue este periodo de probable inmunidad por parte de la novia, lo único seguro es "esperar pacientemente" hasta que llegue ese momento. Esto puede "requerir fortaleza" por ambas partes, pero es lo único seguro que se puede hacer. Y hacer precisamente eso, recompensará ampliamente esa espera. El escritor conoce un caso en el que la boda se celebró sólo tres días antes de que llegara la próxima mensualidad de la novia, ¡y ella y su marido esperaron más de *dos semanas* antes de encontrarse sexualmente! Pero la espera valió la pena, porque al hacerlo se demostró que la novia tenía *dos semanas* de *"tiempo libre"* en *cada mes, ¡y esto valió todo lo que costó descubrirlo! ¡Tómate tu tiempo!*

Y ahora agreguemos que es un gran logro para un esposo y su esposa estar libres del temor a un embarazo como resultado del coito. Esto es mil veces más cierto para la mujer que para el hombre, porque es ella quien tiene que soportar la carga de lo que sigue, si es que sigue. El marido puede "hacer el acto" y ocuparse de sus asuntos. La esposa, si "la semilla fértil" echa raíces, tiene ante sí meses de cuidados y ansiedad, y arriesga su propia vida en lo que pueda resultar de todo ello. Por estas razones, tiene *derecho a dictar todas las condiciones* que puedan hacer que se convierta en madre. *Y, sin embargo, debe hacerlo con plena consideración hacia el marido, con amor, con verdadera feminidad.* A este respecto, no dejen de leer "The Helpmate", de May Sinclair. Es una historia que ninguna novia y ningún novio deberían dejar de leer y estudiar detenidamente en .

Todo el tema de cómo tener un coito satisfactorio y evitar el embarazo puede resumirse de la siguiente manera: -El logro de tal condición bien vale el esfuerzo más cuidadoso, sincero y honestamente doloroso. Porque, si no se alcanza tal estado, su falta será fuente de interminables contenciones y diferencias entre el marido y la mujer. Dará lugar a celos, peleas y toda clase de desgracias conyugales. Pero, una vez dominada la situación, mediante el más cariñoso y preciso de los métodos científicos de procedimiento, es seguro que resultará una vida matrimonial feliz. De lo contrario, el "estado matrimonial" estará siempre en una condición de "equilibrio inestable". Así pues, que todos los novios comiencen, *desde el primer momento, a* tratar de establecer el logro tan deseado. Si se desea algo más sobre este punto, consulte a un médico de confianza.

VIII. EL ARTE DE AMAR

Y aún hay más que decir. ¿No está escrito que "el Arte es largo"? *¡Y el Arte de Amar es la más larga de todas las artes, y la más difícil de todas para su completa maestría y consecución!*

Es una desgracia, aunque no infrecuente, que los órganos sexuales del marido y la mujer *no estén bien emparejados,* y que se produzcan problemas, a veces de la naturaleza más grave. Cuando se descubre que existe esta condición, debe ser tratada con cordura y sabiduría, y las posibilidades de que la dificultad pueda ser superada son muchas a una, para la plena satisfacción de ambas partes involucradas.

En estos casos, la incompatibilidad suele deberse a que el pene del marido es demasiado largo para la vagina de la mujer. Esto suele ocurrir cuando la mujer es "rechoncha", de boca pequeña y dedos cortos, mientras que el marido es "desgarbado", de boca grande y dedos largos. Estos son hechos que deben tenerse en cuenta antes del matrimonio, y que deben figurar en la determinación de si las partes son "adecuadas" la una para la otra. También se considerarían así si fueran de conocimiento general, pero seguramente no lo son. Aquí hay otro lugar donde la ignorancia y la "inocencia" hacen de las suyas y crean problemas en la vida matrimonial.

En un caso así, el pene demasiado largo, cuando se inserta completamente en la vagina demasiado corta, y especialmente cuando, en el orgasmo, los dos órganos se aprietan vigorosamente, como el impulso de ambas partes exige que sean en esta parte del acto, el extremo del pene es empujado contra las paredes posteriores de la vagina, a menudo furiosamente, estirando y forzando así el pasaje vaginal longitudinalmente, presionando contra el útero de forma poco natural, y no pocas veces empujándolo fuera de lugar y a veces rompiendo gravemente el tracto uterino, causando así todo tipo de resultados desafortunados y muy lamentables.

Debido a este peligro, el primer encuentro entre el marido y la mujer debe realizarse con sumo cuidado, especialmente en la *segunda parte del* acto, la primera unión de los órganos. Esta es la única manera de determinar, en cada caso, cómo "encajarán" los órganos, y ¡felices serán las partes si se comprueba que dicho encaje es perfecto!

Pero si resulta que hay un desajuste, de la naturaleza que acabamos de describir, las condiciones pueden ajustarse si se utilizan los medios adecuados.

(Antes de decir esto, sin embargo, debe decirse que el tamaño relativo de los órganos sexuales nunca puede ser juzgado plenamente por el tamaño del cuerpo de un hombre o una mujer. Muchos hombres pequeños tienen un pene anormalmente grande y largo, y muchas mujeres pequeñas tienen una vulva grande y una vagina larga; y lo contrario de todo esto es cierto, en el caso de muchos hombres y mujeres. Estos elementos del recuento se cuentan entre las cosas que nunca pueden saberse con certeza, salvo mediante una prueba real, y esto no es posible, tal como están las cosas ahora).

Y así, si se comprueba que existe "falta de coincidencia", en un caso dado, se puede prever, en la mayoría de los casos, de la siguiente manera:

En lugar de adoptar la posición para el coito que ya se ha descrito -la mujer de espaldas y el hombre encima de ella-, hágase *lo siguiente*: Que el hombre se acueste sobre su lado izquierdo, o en parte sobre su lado izquierdo y en parte sobre su espalda, frente a la mujer, con su pierna izquierda levantada de modo que el muslo forme un ángulo de 45 grados con el cuerpo, y la rodilla doblada aproximadamente en el mismo ángulo. Ahora, que ella, tumbada sobre su lado derecho, se monte en los brazos de él, de esta manera: Que ella coloque su cadera derecha en el ángulo formado por el muslo izquierdo de su marido y su cuerpo, de modo que *la pierna izquierda de él* sostenga las *caderas de ella*, al estar debajo de ellas; ponga su pierna derecha entre las piernas de él, eche su pierna izquierda sobre la pierna derecha de él, ponga su brazo derecho alrededor de su cuello, y su brazo izquierdo debe colocarse a través de su cuerpo debajo de su brazo derecho. El brazo izquierdo de él debe rodear la cintura de ella desde abajo, y el brazo derecho debe quedar libre para moverse sobre el cuerpo de ella, a su elección. Ahora en *esta* posición, las caderas del hombre hacen una especie de silla de montar en la que la mujer "salta" fácilmente, naturalmente, y con la mayor comodidad, mientras que el hombre, con todo su cuerpo apoyado en la cama, ya que se encuentra, será perfectamente cómodo, y puede mantener la posición mucho más tiempo, sin cansarse, de lo que podría ser sobre y por encima de la mujer, apoyándose en los codos y las rodillas, y con los brazos de la mujer alrededor de su cintura, levantando su cuerpo de este modo, y añadiendo así su peso al suyo, todo para ser sostenido por él. Un momento de consideración revelará el hecho de que esta posición tiene muchos puntos a su favor, más allá de la forma superior del hombre. La mujer, en esta posición, no es totalmente superior, sino que está en parte sobre su lado derecho y en parte sobre su vientre. Todo su peso descansa sobre el cuerpo de su marido, pero su peso no le cansa, ya que la cama que hay debajo de él los soporta fácilmente a los dos.

Ahora, en esta posición, los órganos sexuales se acercan estrechamente y su unión se logra fácilmente. Pero, ¡mira! *Ahora es la mujer, y no el hombre, quien tiene el control total* de tal encuentro, y por lo tanto puede regularlo a *su gusto, o necesidades.* Sus caderas son perfectamente libres de moverse hacia, o desde, las del hombre; ¡y así *ella puede determinar cuánto o cuán poco de su pene debe entrar en su vagina!* Y si el pene de él es demasiado largo para ella, ¡puede acomodar su acción a ese hecho!

En cuanto al hombre, su satisfacción será igual o mayor que si estuviera en la otra posición. La facilidad proporcionada a su cuerpo, y el hecho de que él no necesita tener ningún miedo de lastimar a la mujer, estas cosas serán una delicia para él, que es de valor real, y que hará para su deleite tanto como para el de la mujer en sus brazos. El movimiento de entrada y salida se realiza tan fácilmente en esta posición como en la otra; y en el clímax, los órganos pueden apretarse apasionadamente, y aún sin lastimar a la mujer. Porque ella, siendo libre de moverse, puede curvar sus caderas de tal manera que el hueso pélvico, el *mons veneris,* como se llama técnicamente, recibirá la mayor parte de la presión, y al mismo tiempo el ángulo que se hace así por las posiciones relativas de la vagina y el pene mantendrá este último de penetrar en la vagina demasiado lejos, y así protegerá sus paredes traseras y el útero de todo peligro de daño. El orgasmo es tan perfecto en esta posición como en la otra. Es tan *natural* como la otra posición, y sólo hay que probarla para comprobar que vale la pena.

Y ahora otro punto. (Es curioso cómo se prolongan estos detalles. Pero no hay remedio. Debemos continuar, ahora que hemos empezado).

Una causa muy frecuente de insatisfacción matrimonial es el hecho de la *diferencia de tiempo que tardan el* marido y la mujer en llegar al clímax, al orgasmo. Como ya se ha señalado, el mayor placer en el acto se produce cuando este clímax es simultánea, viene exactamente en el mismo instante para ambas partes. Pero conseguirlo no es fácil en todos los casos, y de ahí lo que sigue:

Por regla general, las mujeres tardan más en alcanzar el orgasmo que los hombres. No siempre es así, pero en general sí. Algunas esposas son tan apasionadas que se "pasan" varias veces ¡por una de sus maridos! La autora conoce un caso en el que la esposa experimenta regularmente el orgasmo cuatro o cinco veces frente a una vez del marido. Ella es una esposa encantadora y una mujer muy realizada, en ningún sentido "carnosa" o "mundana". La situación es que sus órganos sexuales son extremadamente sensibles, mientras que los de su marido son al revés, están "cronometrados" de manera diferente, eso es todo. El caso es raro, y por regla general, las mujeres son "cronometradas" más lentamente que los hombres.

Una vez más, después de que un hombre ha pasado el orgasmo es, en la mayoría de los casos, imposible para él continuar el acto, en ese mismo momento, y llevar a la mujer al clímax, si ella aún no ha llegado, del hecho de que, con la expulsión del semen, por lo general detumescence del pene de inmediato se produce, y el órgano es incapaz de excitar a la mujer cuando está en esta condición. Y así, si el marido "se va" *primero*, no hay posibilidad de que la mujer alcance el clímax en ese abrazo. Esto la deja insatisfecha, todos sus órganos sexuales congestionados, y toda la situación es insatisfactoria, en extremo. Por otro lado, si la esposa llega al orgasmo primero, su vulva y vagina se destensan pero poco y eso muy lentamente, de modo que es perfectamente posible para el marido continuar su acción, y llegar al clímax, incluso si su pareja ya se ha "gastado".

En estas condiciones, es fácil ver que, cuando la esposa es mucho más lenta que su marido, como suele ser el caso, el coito es muy probable que sea un asunto unilateral, en el que el *marido obtiene toda la satisfacción, y la esposa poca o* NINGUNA, una *situación muy desafortunada para ambas partes, pero especialmente para la esposa.* El escritor conoció una vez un caso en el que marido y mujer vivían juntos para celebrar sus bodas de oro, y la mujer ni una sola vez experimentó un orgasmo, aunque el marido cohabitaba con ella varias veces al mes, durante la mayor parte de su vida matrimonial. No había ninguna buena razón para que esto fuera así, sólo que el marido era "rápido en la acción" y la mujer algo lenta, y nunca habían sincronizado sus diferencias horarias. La querida anciana murió a los noventa años, sin haber conocido nunca una alegría que, desde su noche nupcial, había deseado. Tanto el marido como la mujer eran excelentes personas. *Simplemente, ¡no lo sabían!* Uno era ignorante y el otro inocente, ¡y ahí están de nuevo!

Ahora bien, lo que hay que hacer, en tales circunstancias, es que las partes "se junten". Y la manera de hacerlo es, en primer lugar, *prolongar la PRIMERA parte* del acto, hasta que la esposa no sólo haya alcanzado a su marido, sino que incluso le *aventaje* en el estado de su pasión. Para lograr esta condición, *el marido debe utilizar todos los medios para estimular la naturaleza sexual de su esposa y aumentar su deseo de coito*. Aquí están algunas cosas que él puede hacer, que tenderán a producir tales resultados:

Los pechos de una mujer están directamente conectados con todos sus nervios reproductores. Esto es especialmente cierto en el caso de los pezones. Tocarlos es excitar directamente todos sus órganos sexuales. Los labios y la lengua también están conectados nerviosamente con estas partes vitales, y, por lo tanto, si el marido va a "jugar" con los pechos de su esposa, especialmente con sus pezones, manipulándolos con los dedos, o, mejor aún, con los labios y la lengua - al mismo tiempo, si él va a acariciar su vulva con los dedos, especialmente el clítoris, *y si ella le anima a hacer esto*, sosteniendo su pecho con una mano, sacudiendo a su alrededor como su pezón está en los labios de su amante; si, tumbada de espaldas, con el marido a su derecha y el brazo izquierdo de él alrededor de la cintura, separa bien las piernas, abriendo así la vulva al máximo, y balancea las caderas, subiéndolas y bajándolas a veces; y, puesto que tiene una mano libre, si con ella coge el pene de su marido y "juega" con él mientras su amante juega con su vulva; si hacen esto, son raros los casos en que la pasión no crece en la esposa hasta casi cualquier punto deseable. Bajo tal "cortejo", todas las partes se agrandarán, la secreción pre-coital fluirá en abundancia; y, a su debido tiempo, todo estará listo para la segunda parte del acto. Esta parte del coito es, realmente, una de las más agradables de todo el espectáculo.

Si, por casualidad, la secreción precoital tarda en aparecer por parte de la esposa, de modo que la vulva está seca cuando el marido la acaricia, que humedezca la parte con saliva de su boca. Para ello, que humedezca los *dedos* de su boca, y transfiera esto a la vulva, y luego proceder a su caricias. Esta humectación de la vulva con saliva puede repetirse *varias* veces, *si es necesario*, siempre hasta que el flujo de fluido precoital de las propias partes haga innecesaria cualquier otra humectación. *La caricia de la vulva seca hará poco hacia el despertar de la pasión, o la producción de la pre-coital flujo.* Pero si las partes se humedecen, como se ha indicado anteriormente, ambos resultados deseados seguirán, excepto en casos *muy* raros.

Y que nadie cometa el error de pensar que humedecer la vulva con saliva es indecoroso o antihigiénico. No es ni lo uno ni lo otro. Por el contrario, es la forma que tiene la naturaleza de ayudar a la perfección un acto que, de no ser por esa oportuna ayuda, nunca podría llevarse a buen término. Como ya se ha señalado, químicamente, la saliva y el líquido precoital son casi idénticos. Ambos son una secreción natural de una membrana mucosa, son alcalinos en la reacción, su propósito nativo es la lubricación, y, como cuestión de hecho, la saliva es una aplicación tan natural a los labios de la vulva como lo es para el interior de la boca o la garganta. A decir verdad, la práctica de aplicar saliva a los genitales antes del coito es muy general, tanto que casi podría considerarse instintiva. Se menciona aquí sólo para eliminar cualquier prejuicio que pudiera persistir en la mente sofisticada del lector. Tal uso de la saliva no es más despreciable que su aplicación en cientos de otras formas, como humedecer los dedos para girar una hoja, o "lamerse" los dedos después de comer un caramelo. El uso de este fluido de la boca podría ser condenado por los "demasiado amables", pero es practicado universalmente, y no es ni insalubre ni antihigiénico.

A veces se recomienda utilizar algún tipo de aceite, como aceite dulce o vaselina, como ungüento para untar las partes antes de iniciar el coito, pero esta práctica no puede recomendarse. El aceite no es un producto natural de las partes a las que se aplica, es químicamente diferente de sus secreciones, y para untar los órganos delicados con un líquido que es ajeno a su naturaleza, es imprudente, antihigiénico, por no decir sucio. Es como engrasar la boca para que la comida resbale con facilidad. Y es fácil comprender cómo tal aplicación de ungüento en la boca perjudicaría el gusto, embotaría los nervios de la sensación e interferiría enormemente con los usos nativos y saludables de la cavidad oral.

Así que no tengas miedo ni vergüenza de utilizar la saliva para preparar la vulva y la vagina para la recepción de su pareja natural.

Y así, para volver a donde lo dejamos, si la esposa es más lenta que su marido, su pasión puede aumentar en gran medida por la manipulación que acabamos de describir. De hecho, podría llevarse muy fácilmente a tal extremo -los labios y la lengua jugando con el pezón, y los dedos acariciando la vulva- ¡que la mujer podría llegar al orgasmo sin la unión de los órganos en absoluto! Esta es una forma de masturbación (esta palabra tiene un mal significado unido a ella, pero es una buena palabra, como se demostrará en breve, y tiene sus usos legítimos; pero, como preparación para el coito, no debe llevarse más allá de lo esencial para llevar la pasión rezagada de la mujer a una tensión igual a la de su amante). Unas pocas semanas o meses de práctica permitirán a una esposa determinar cuánto de esta forma de "cortejo" la llevará al punto deseado de excitación; y, cuando se alcanza este punto, ella debe invitar a su marido a "subir", si la primera posición se va a adoptar para el resto del acto; o, ella debe arrojarse en los brazos de su amante, si se utiliza la segunda posición.

Un poco más: si, después de adoptar una u otra postura, a la esposa le parece que aún no está a la altura de su marido en la intensidad de su pasión, procure hacerla avanzar *aún* más, como se indica a continuación:

Si se adopta la posición con el marido superior, que él, después de colocarse en su sitio y antes de que se unan los órganos, haga que su mujer coja su pene con la mano y, mientras él mueve las caderas arriba y abajo, le acaricie la vulva, especialmente el clítoris, con el glande del pene -sin penetrar inmediatamente en la vagina, sino continuando esta forma de contacto *exterior* de los órganos, durante más o menos tiempo-, deslizándose por la boca vaginal bien abierta, incluso cuando la esposa levanta los muslos y, por así decirlo, suplica una entrada; tentándola hasta el punto de la distracción, hasta que, finalmente, ella "no aceptará un no por respuesta" por más tiempo, sino que, en un éxtasis, deslizará el pene en la vagina, y así consumará su unión.

Si ella está lo suficientemente abandonada con su pasión, tal entrada puede hacerse de un solo golpe, por no decir una furiosa zambullida. Pero si la vulva y la vagina aún no están completamente dilatadas, la entrada debe hacerse con cuidado, suavemente, como ella pueda soportarlo, como *ella lo* desee.

A veces, sí, no pocas veces, en esta posición, la caricia externa de los órganos puede ser continuada hasta el borde mismo del orgasmo, de modo que, especialmente si la entrada puede hacerse, por así decirlo, en un frenesí de placer apasionado, los órganos que llegan a la unión de longitud completa en un solo impulso, o corriendo juntos, entonces el clímax simultáneo *puede* ser alcanzado con uno o dos movimientos de entrada y salida, o, tal vez el único maestro de inmersión puede ganar la meta más rápido. Si es así, ¡se ha alcanzado con éxito una consumación que se desea fervientemente!

Una vez más, si la esposa es lenta y el hombre es rápido, en este juego de "juntarse", le permitirá al hombre extender y prolongar en gran medida lo que podría llamarse el tiempo de su posible *retención*, si puede mantener el prepucio sobre el glande del pene. Algunos hombres no pueden hacer esto. Si han sido circuncidados, ¡por supuesto que no pueden! Pero si el glande del pene puede ser cubierto con el prepucio durante todo este juego juntos, que permitirá al marido para prolongar su "tiempo de retención" mucho más allá de lo que de otro modo podría. Algunos hombres tienen el poder de "retener" a casi cualquier longitud de tiempo por el ejercicio de su fuerza de voluntad, y por lo que pueden esperar a sus esposas. Si la esposa es más lenta que el esposo, él debe *cultivar cuidadosamente el "arte de retener"* y así esperarla. *Hacer esto con éxito aumentará en gran medida la felicidad conyugal.*

Esta misma observación (mantener la glándula cubierta) se aplica con la misma fuerza a las posibilidades de retención del hombre después de que los órganos se unen, y durante toda la tercera parte del acto. Si el pene puede entrar en la vagina con su "tapa natural", el marido puede dar a su esposa el placer de muchas veces la cantidad de movimiento dentro y fuera de lo que de otro modo podría otorgar a ella. Y si la esposa es la más lenta de los dos (como suele ser el caso) apreciará enormemente tal favor, y se lo devolverá MIL VECES por los movimientos de respuesta, recíprocos que ella AMARÁ a su amante *considerado*.

Este es un punto de importancia casi suprema-este "mantener el capuchón" en el pene, durante el acto, *si la esposa es más lenta que el esposo-si* necesitan tener un cuidado, para asegurar que "se corran juntos".

Y aquí hay un hecho curioso, que parecería demostrar que la Madre Naturaleza ha proporcionado especialmente una recompensa dichosa para el marido y la esposa que tendrán cuidado en este punto. Así, si el marido tiene cuidado de tener el glande del pene cubierto con el prepucio (y, por supuesto, esto *nunca* puede ser, si los órganos están unidos cuando la vulva y la vagina están secas) cuando entra en la vagina, y se involucrará de tal manera en el movimiento de entrada y salida que se *mantendrá cubierto a medida que* avanza el *tercer acto*, si esto se hace, cuando llegue el clímax, si los dos "pasan juntos", el útero abrirá su boca por así decirlo, agarrará el prepucio, lo deslizará de nuevo sobre la glándula de modo que, cuando llegue el instante supremo, ¡la glándula desnuda estará en el contacto más directo y dichoso con la parte más sensible del útero! Esta es la más maravillosa provisión de la naturaleza, y utilizarla y disfrutarla al máximo es el máximo deleite humano.

Una vez más, si después de que los órganos están bien juntos, en la posición del hombre-superior, y el movimiento de entrada y salida ha comenzado, se debe encontrar que la esposa está todavía detrás en el juego, ella puede ganar mucho en "ponerse al día" si se le permite *originar* la mayor parte del movimiento. Para permitirle hacer esto, deje que su marido mantenga su cuerpo bastante por encima de ella, para que ella pueda tener mucha libertad para mover sus caderas como quiera. Además, si el marido, en gran medida, "se queda quieto", y mantiene su pene en una posición tal que presione contra la parte *superior* de la vulva, es decir, contra el clítoris, (como dice la frase, si él "cabalga alto") y luego permite a su *esposa* hacer "movimientos largos", deslizando los órganos juntos en toda su longitud posible, con el clítoris en contacto constante con el pene, durante toda la duración de cada movimiento, todo esto aumentará en gran medida y rápidamente sus pasiones y la llevará al clímax.

O, como una variación de esto, si los órganos se pueden unir a su límite más completo posible, de modo que la base del pene presione firmemente contra el Mons Veneris, y el clítoris y los labios casi abrazan a su pareja; y luego, en esta posición, si el marido mantiene el *status quo*, mientras que ella levanta sus caderas con fuerza contra las de él, y *las balancea*, en una especie de movimiento circular "vuelta y vuelta", por así decirlo, esto también aumentará en gran medida su pasión, y pronto la llevará al clímax.

En estas dos últimas formas de cortejar, el marido debe tener *mucho cuidado de no* permitir que el peso de su cuerpo presione fuertemente a su mujer. Debe sostenerse totalmente sobre sus codos y rodillas, y permitir que ella se levante, al menos sus caderas, con la ayuda de sus brazos alrededor de su cintura. Esto no es ninguna dificultad para el marido, si es un verdadero amante. ¿Acaso no es fuerte, y para qué sirve su fuerza sino para deleitar a su amada? *Un amante verdadero, devoto, viril y varonil está siempre al servicio de su amada. Deleitarla a ella, es doblemente deleitarse a sí mismo.* Este es otro punto del que los simples animales no saben nada. No hay nada en toda su naturaleza que responda a algo semejante. Toda la experiencia es *humana*; produce una alegría, una *elevación espiritual*, que la mera animalidad no conoce ni puede conocer.

Jugando así juntos, cortejándose así (¡Pues, a través de todas estas acciones, *debe correr* una línea de *completa reciprocidad*! Puede *parecer que* el esposo se acomoda especialmente, y todo lo que hace, a los caprichos o necesidades de su esposa; pero, aun así, esto será más un deleite para *él* que para *ella*, visto desde el *plano espiritual, según el* principio de que "es más bienaventurado dar que recibir" -y nunca se pronunciaron palabras más ciertas que éstas- mientras que, al mismo tiempo, la esposa, aunque *parezca* que sólo se gratifica a sí misma, que va en pos de lo que sólo ella desea, sin embargo, de hecho, cortejándose mutuamente de este modo, los amantes aprenderán a "cronometrarse" juntos, perfectamente, sabiendo cada uno cuándo el otro está completamente preparado, por una especie de *conciencia espiritual*, por así decirlo, y así podrá alcanzarse un clímax perfecto.

Tómense tiempo, DEJEN QUE EL AMOR GOBIERNE Y DIRIJA; PROHÍBANSE TODO EGOÍSMO; *Dejen que el marido conserve la cabeza, y* LA ESPOSA PIERDA TOTALMENTE LA SUYA, arrojándola a los vientos, para dejarse arrastrar totalmente por el torbellino de su pasión; sintiéndose libre, deleitándose, para dejarse llevar, llevar, llevar, ¡no importa a dónde! ¡Haced estas cosas, y la vida matrimonial será gloriosa! ¡Así es el reino de los cielos, para los verdaderos amantes casados!

Esto será "todo griego" o "necedad" para los egoístas y de mentalidad material; pero para los verdaderamente sabios, será *vida inconmensurable*. Esto es una paradoja, ¡pero se necesita una paradoja para decir las verdades más grandes!

Hasta aquí el acto del coito en la posición hombre-superior, cuando la esposa es más lenta de tiempo que el marido y adoptan este método, y los medios que lo acompañan para "juntarse". Ahora bien, si se adopta la otra posición, la de la esposa semisuperior, en brazos del marido, mientras éste se tumba en parte boca arriba y en parte sobre su lado izquierdo, etc., he aquí algunos puntos que conviene tener en cuenta.

Aún suponiendo que la esposa sea la más lenta de los dos, es muy posible que cuando se haya "acercado" y se haya puesto en posición, todavía no esté totalmente preparada para la unión de los órganos. El mismo tiempo que tarda en ponerse en posición, el cambio de la posición de su cuerpo, de su espalda a su lado derecho, el cese temporal de las caricias de la vulva por sus maridos [sic dedos, todas estas cosas tendrán una tendencia para retrasar su pasión, por el momento, y toda esta pérdida debe ser compensado, si no añadido, antes de la *segunda parte del acto* se entra en. Y, en esta posición, todo esto se puede lograr más felizmente, de la siguiente manera:-

Acostados en los brazos del otro, en esta *segunda* posición descrita, los órganos naturalmente entran en contacto de tal manera que hacen la excitación adicional de la vulva y el clítoris más natural y fácil. La extensión de las caderas de la esposa, causada por ella lanzando su pierna izquierda sobre la derecha de su marido y levantando su rodilla izquierda, abre la vulva de par en par; y, al mismo tiempo, el pene, por la propia naturaleza de su posición, se encontrará en toda su longitud en la abertura, así expuesta, sin entrar en la vagina, pero permaneciendo "sin la puerta" todavía.

En este momento la vulva se habrá ampliado y alargado, los labios llenos y el clítoris erecto, todo en un estado de tumescencia, y todo cubierto con el fluido pre-coital, los labios tan distendido que, cuando así se separó, forman los lados de un canal labial, por así decirlo (un canal delicioso, y muy delicadamente paredes lisas). Ahora, en esta condición extendida, que es tan larga como el pene, de extremo a extremo de su camino de coqueteo, cada parte cubierta con los filamentos nerviosos más delicadamente sensibles, y todos ellos en un éxtasis de agudeza al sentido del tacto, y en el más perfecto de los "paseos del amor", si el pene, por así decirlo, se levanta lleno y fuerte, de tal manera que toca la vulva en cada punto, los labios internos y externos, el clítoris y todo, por un espacio de cinco o seis pulgadas de longitud; mientras que los labios protuberantes y bien humedecidos de la vulva como que se extienden, y se abrazan por lo menos hasta la mitad alrededor de su pretendiente, lamiéndolo con sus besos deliciosos - en esta posición, la mujer está en parte por encima, y por lo tanto, perfectamente libre para mover su "camino del amor" como ella quiere, ella puede deslizar el camino en sí un total de seis o más pulgadas, arriba y abajo, acariciando toda la zona contra el pene mientras se mueve; que, de nuevo, por su propia posición, se mantiene firmemente en contacto por su rigidez y robustez; el glande del pene palpitando lujuriosamente contra el clítoris cuando los dos se encuentran en el extremo de la esposa hacia arriba-carrera; ella, haciendo una pausa de un instante, justo entonces, para disfrutar más perfectamente de la sensación; el pene se desliza más allá de la boca vaginal ahora bien abierta, que se extiende en cada carrera hacia abajo para engullirlo-dallying, retrasando, coquetting, tentadora, tanto el hombre como la mujer; jugar el juego en casi un desmayo de placer extático, en tales condiciones la pasión de la esposa se apresurará a su máximo desarrollo, hasta que, cuando ella quiere, ella puede dejar caer su vagina sobre el pene de tal manera que los *dos se harán uno*, en la perfección absoluta, en un solo movimiento, y de esto a la meta es sólo unos pocos movimientos de distancia.

En algunos aspectos, esta forma de coito y este medio de "irse juntos" es insuperable.

Lo que lleva a la observación de que esta posición es a veces la mejor para completar el acto. Es la más fácil de todas las posiciones, la menos fatigante. Y si la esposa está cansada, o no del todo "a la altura", puede disfrutar de un abrazo de este tipo sin fatiga, incluso al máximo. Porque los órganos pueden unirse en esta posición perfectamente, aunque el pene no penetrará en la vagina tanto como en la otra posición. Aún así, el clímax puede ser perfectamente alcanzado de esta manera, y es una de las mejores maneras de asegurarse de "tiempo" perfecto, de "pasar" exactamente juntos, lo que es en gran medida a su favor.

Si hay una falta de coincidencia de los órganos, la vagina de la esposa es demasiado corta para el pene de su marido, esta es una excelente manera de encontrar y superar esa dificultad.

Esto naturalmente nos lleva a otro asunto, como sigue: - Podría parecerle al lector que las diferentes "caricias" de la vulva, con los dedos, o el pene, todo el contacto está fuera de la vagina, que todos estos métodos de excitación huelen a masturbación, y por lo tanto son de dudosa corrección. En respuesta a lo cual, tenga en cuenta lo siguiente:

Todo el asunto del coito, en la humanidad, ya se ha demostrado que es algo totalmente por encima y más allá de la mera animalidad. Es el ejercicio de funciones que *sólo pertenecen a la humanidad* y, por lo tanto, no está sujeto a *ninguna* ley o restricción meramente *animal*. Es la fuente de innumerables alegrías humanas, y *cualquier* método de participar en el acto de deleite mutuo, es decir, de *felicidad mutua*, es legítimo y *totalmente correcto*. Y así, si las partes eligen aumentar su mutuo deleite, si el marido desea despertar e intensificar la pasión de su esposa acariciándole la vulva con sus dedos humedecidos en saliva a través de , y *ella desea que él lo haga,* tal acto es tan correcto y tan saludable como lo es el coito en la por algunos supuesta *única* forma de su ejercicio. Que esto nunca se ponga en duda.

El hecho es que toda esta cuestión de la excitación sexual por medio de la mano, o de otras maneras que la unión de los órganos, ha recibido un ojo negro a manos de los puristas, que de ninguna manera se merece. Como ya se ha señalado, la palabra masturbación se ha unido a tales actos, y luego, todas y cada una de sus formas han sido condenadas mucho más allá de lo que los hechos justifican, ¡hasta que las mentes de las bases están totalmente confundidas en las premisas! Cuando se mira la situación desde el punto de vista que insiste en que *todas las* funciones sexuales deben estar bajo el control de la *voluntad,* entonces se arroja luz sobre todo el tema. Visto así, *cualquier* forma de estimulación sexual, o incluso de autoerotismo (autoerotismo significa autoexcitación sexual) que NO SE LLEVE AL EXCESO, ¡es *correcta* y *sana!* Pero nos han enseñado lo contrario durante tanto tiempo que nos resulta difícil darnos cuenta de que es verdad. *¡Pero lo es!*

Por lo tanto, si a veces ocurriera que el marido llegara al clímax antes que la mujer, y él no pudiera llevarla al orgasmo excitándola con su pene gastado, sería *perfectamente correcto que él lo sustituyera por sus dedos, y la satisficiera de esa manera.* Por supuesto, esto no sería tan satisfactorio para ella como lo habría sido si se hubiera encontrado con él simultáneamente, ¡pero es *mucho mejor que su no sea completamente gratificada! Muchas mujeres* SUFREN TODA LA NOCHE *con el deseo insatisfecho, sus órganos congestionados y tumefactos, porque han sido dejadas* SIN SATISFACCIÓN *por un marido que ha gastado antes de que ella estuviera preparada*, ¡Y LUEGO LA HA DEJADO! Tales casos podrían *aliviarse por completo*, si las partes *conocieran la verdad*, y no fueran demasiado *ignorantes*, o *prejuiciosas*, o *avergonzadas* para hacer lo que debería hacerse para sacar lo mejor de una situación.

Por supuesto, ningún marido debe hacer una *práctica* de gratificarse plenamente, y luego llevar a su esposa al clímax con sus dedos. Tal práctica sería *egoísta* y *errónea*. Pero como una forma de escape *de emergencia*, el método es digno de elogio.

Por supuesto, como ya se ha explicado, el marido siempre tiene la ventaja, que puede ser llevado al orgasmo por la inserción del pene en la vagina, *después de* que su esposa ha pasado, si ella llega primero, ya que sus órganos detumesce lentamente, y su condición distendida permite tal acción por su parte, durante algún tiempo después de que ella ha pasado el clímax. Pero no es así con el marido. Una vez gastado, su pene se encoge a la flacidez, casi de inmediato, y en esta condición no puede satisfacer a la esposa en lo más mínimo, y mucho menos llevarla a un orgasmo.

Además, si por alguna razón la esposa no pudiera reunirse con su marido en el coito propiamente dicho, debido a debilidad, o enfermedad leve, o tal vez algún dolor temporal de las partes, ayudaría maravillosamente a la situación si *ella* tomara *su* pene en *la mano* y "jugara con él" hasta que *se gastara*. Él la amaría por ello, la besaría por ello, ¡le daría su alma por ello!

Si la novia y el novio supieran lo suficiente como para iniciarse mutuamente en los placeres del orgasmo "gastándose" el uno al otro mediante la excitación externa de los órganos con las manos unas cuantas veces antes de unirlos del todo, ello redundaría en su bienestar duradero. Esto es especialmente cierto para la novia. Si su amante la tomara en sus brazos, incluso con toda su ropa puesta, mientras ella se sentaba en su regazo, en su cámara nupcial, a solas, y le acariciara la vulva hasta que *se "gastara"*, las posibilidades son muchas a una de que él la habría introducido en un gozo tal que ella nunca lo olvidaría, en toda su vida. Sin duda, tal método es *infinitamente superior* a *violar* a una novia, como lo hace con tanta frecuencia el joven marido ignorante o bonachón, que "¡está en su *derecho*!"

En efecto, si una futura novia, tan inocente o ignorante de sus propias posibilidades sexuales, que nunca ha experimentado un orgasmo -nunca ha "gastado"-, pudiera ser "espabilada" antes de su noche nupcial, si se la pudiera instruir lo suficiente como para llevarla a practicar alguna forma de autoerotismo, llevándose a sí misma al orgasmo con su propia mano, *sólo por la experiencia que le proporcionaría, y para que tuviera una idea clara de lo que realmente quería, antes de ir a los brazos de su amante; si pudiera hacer esto, en la actitud mental correcta, sería en gran medida para su bienestar, una adición digna y valiosa a su reserva de conocimiento de sí misma y de los poderes que están latentes dentro de ella. Su supuesta pérdida de inocencia por tal acto no sería nada comparada con la sabiduría que ganaría con la experiencia. Cuando la inocencia conduce a resultados dañinos, ¡es hora de que termine y que el conocimiento ocupe su lugar!*

En cuanto al marido, no hay ni una posibilidad entre un millón de que ignore lo que es un orgasmo antes de casarse, ya que todos los jóvenes sanos "gastan" al menos una vez a la semana, automáticamente, ¡si no es de otra manera!

Digamos además, que el auto-erotismo, el auto-gasto, puede ser practicado tanto por hombres como por mujeres, para su beneficio saludable, cuando el ejercicio sexual no puede ser asegurado de ninguna otra manera. Es sólo cuando se *lleva al exceso* que tal acción es de alguna manera perjudicial. El único peligro es que, estando el individuo solo y teniendo todos los medios para la autogratificación en sus propias manos, por así decirlo, es muy posible entregarse a la acción con demasiada libertad, lo que, por supuesto, conduce a malos resultados. *Pero el acto en sí no es malo.* Al contrario, cuando se mantiene dentro de unos límites, es sano y saludable.

Hay muchas mujeres solteras, doncellas y especialmente viudas, que mejorarían mucho su salud si practicaran de vez en cuando alguna forma de autoerotismo. Cuando los maridos y las esposas se ven obligados a estar mucho tiempo lejos el uno del otro, es justo que de vez en cuando se satisfagan de esta manera, con el alma llena de pensamientos amorosos del ausente mientras tanto.

Hay muchas tonterías sobre el autoerotismo. De hecho, todos los chicos se masturban, y muchas chicas también. Algunos autores afirman que más de la mitad de las mujeres practican alguna forma de autoerotismo en algún momento de su vida, y probablemente la estimación sea más baja que alta. Pero, a menos que lleven el acto al exceso, no son culpables de ningún mal. No pocas veces, pueden hacer del acto un medio de gran bien para ellos mismos. *Los órganos sexuales están vivos. Constantemente segregan fluidos que necesitan ser excretados, como todos los demás órganos del cuerpo. Deben ser aliviados, como lo exige su naturaleza.* Si esto no se puede lograr de la manera más natural prescrita, lo correcto es hacer la siguiente mejor cosa. Sólo que no debe llevarse al exceso. Sé moderado en todas las cosas. Gratifícate, pero no te ABUSES. Nunca debe permitirse que el autoerotismo o la masturbación se conviertan en "autoabuso", ni hay necesidad de que lo hagan. Debe ser auto-edificante, no auto-degradante. Utilizado correctamente puede ser así.

IX. COITUS RESERVATUS

Esto nos lleva a otro punto en el asunto del ejercicio sexual por parte del marido y la mujer, de la siguiente manera:-.

Debe ser el objetivo constante y el esfuerzo de ambas partes elevar continuamente todos los asuntos sexuales por encima del plano de la animalidad, la mera gratificación física, en el reino del deleite *mental* y *espiritual*. Con este fin, hay que decir de una vez que tal condición se puede alcanzar, en el mayor grado, por la práctica de lo que se conoce, en términos científicos, como *"coitus reservatus"*, que, traducido, significa ir sólo *parte del* camino en el acto, y no llevarlo a su clímax, el orgasmo. Descrito en términos con los que el lector ya está familiarizado, significa llevar el acto sólo a través de la primera y segunda etapas, la etapa de "cortejo" y la unión de los órganos, ¡y detenerse ahí! Esto puede parecer, a primera vista, ni correcto ni sabio, pero, de hecho, es ambas cosas, como miles de personas felizmente casadas han demostrado.

Entrando un poco en detalles, este acto de "reservatus" realmente une las dos primeras partes del acto en un todo común, convirtiéndolo simplemente en una pieza continua de "cortejo", simplemente eso, y nada más. Es casi enteramente un *abrazo de amor mental y espiritual; y en su perfección, exalta al esposo y a la esposa a las alturas más altas del goce y la expresión mental y espiritual.*

Para participar en esta forma de coito, *no* hay que esforzarse ni lo *más mínimo* por despertar las pasiones sexuales de ninguna de las partes, como ya se ha descrito que corresponde al coito completo. *El orgasmo no es el desiderátum en este caso, sino sólo una deliciosa expresión de amor mutuo. Es una especie de beso prolongado y envolvente, en el que se incluyen tanto los órganos sexuales como los labios.* Se besan como se besan los *labios.* Es el "cortejo" por excelencia, sin el estorbo de la ropa ni convencionalismos de ningún tipo.

En este acto, los amantes simplemente *van a la deriva,* acariciándose, charlando, visitándose, amándose, acariciándose de una o de mil maneras. Las manos "vagan ociosamente sobre el cuerpo", la mano derecha del marido especialmente libre y en perfecta posición para acariciar la espalda de su esposa, sus caderas, sus piernas, y acariciarla de arriba a abajo.

A medida que esta parte del acto continúa, lo más natural del mundo es que los órganos sexuales presenten tumefacción y que haya un flujo de fluidos prostáticos y precoitales. Es decir, los órganos se preparan silenciosa y naturalmente para el encuentro. Y cuando están debidamente tumescentes, están debidamente agrandados y lubricados, que la esposa se acerque a los brazos de su amante, EN LA SEGUNDA POSICIÓN descrita, y los órganos se deslizan juntos con facilidad, deliciosamente, y luego, *que se queden así,* completamente juntos, *pero no continúen con la tercera parte del acto,* el movimiento de los órganos. Sólo quédate quieto y disfruta del abrazo, besa, charla, corteja, ama, sueña, ¡disfruta!

Esta unión puede prolongarse hasta casi cualquier duración, una vez que los amantes aprenden a hacerlo. A veces los órganos pueden estar juntos sólo unos minutos, a veces durante una hora, o incluso más tiempo. Si las partes se cansan o tienen sueño, separan los órganos, se dan un beso de buenas noches y se van a dormir. Aunque no es en absoluto raro que tales amantes, que han aprendido plenamente este arte, para ir a dormir así, en los brazos del otro, sus órganos sexuales unidos; y, en esta posición, tienen los órganos detumesce, el pene se vuelven flácidos y deslizarse fuera de la vagina de su propia voluntad, mientras que la vagina también se hace pequeño y el clítoris se desploma. Esta experiencia es de lo más deliciosa y si una vez experimentada, una vez bien dominada por el marido y la mujer, crecerá continuamente en favor, en beneficio mutuo.

Este método es de especial utilidad durante el "tiempo no libre". Si se utiliza correctamente, no tenderá a aumentar el deseo de "gastar", sino que, por el contrario, calmará y satisfará los deseos sexuales, de la manera más perfecta. Si, mientras se aprende cómo, a veces el inexperto debe "salir corriendo", y sentir que es mejor seguir adelante y tener el clímax, todo bien. Pero, a medida que pasa el tiempo, la práctica de llevar el acto sólo hasta el final de la *segunda parte*, crecerá, y a su debido tiempo estará bien establecida. Aquellos que han dominado este arte sano y amoroso a veces reunirse de esta manera una veintena de veces durante un mes más o menos, sin llegar ni una sola vez al clímax. Estas reuniones pueden ser tan frecuentes como las partes elijan, y de tan larga o corta duración como elijan. A menudo es una excelente manera de decir "buenas noches"; y si, al despertar por la mañana, hay tiempo antes de levantarse para un "pequeño cortejo", este deslizamiento de los órganos juntos, por "sólo un minuto", es una excelente manera de comenzar el día. Vale la pena aprender este arte, y la mayoría de la gente puede aprenderlo si lo intenta *y tiene el espíritu adecuado.*

Para volver un poco atrás: Al hablar de la masturbación mutua por parte del marido y la mujer, este método de satisfacer la naturaleza sexual es de gran valor, a veces, especialmente para su uso durante el tiempo no libre. Si, durante estas dos semanas, las partes se "despiertan", y sienten la necesidad de ejercicio sexual, pueden satisfacerse mutuamente con sus manos de una manera que será un gran alivio para cada uno. Esto es especialmente cierto para el marido; y una esposa, que es lo suficientemente mujer como para satisfacer así las necesidades sexuales de su marido, con su mano, cuando no es conveniente para él satisfacerla de otra manera, ¡es una esposa para adorar!

A veces, durante los cinco días de la menstruación, durante los cuales se considera que la unión de los órganos no es lo mejor, la esposa puede ayudar así a su amante con la mano, para deleite y beneficio de ambos. *Deja que el amor dirija el camino aquí, y todo irá bien.*

Y he aquí un hecho curioso: la mano del sexo opuesto producirá efectos en los genitales del otro que *no* se producirán de ninguna otra manera. Así, un hombre puede sostener su pene en su propia mano durante un determinado período de tiempo, más largo o más corto, y ningún resultado se efectuará, ninguna secreción de fluido de la próstata se hará, en absoluto. Pero si su esposa toma su pene en *la mano durante el* mismo período de tiempo, el flujo de líquido prostático se producirá de inmediato. Esto es cierto si el pene está erecto o detumescente. Si la esposa sostiene el pene flácido de su marido en la mano durante unos pocos minutos, aunque el órgano permanezca flácido, ¡el flujo de líquido prostático tendrá lugar! Lo mismo ocurre si el marido pone la mano en la vulva de su mujer. Si *ella* mantuviera su mano allí, no se segregaría ningún fluido precoital. Con la mano de su marido allí, el flujo comenzaría inmediatamente.

Se trata de un fenómeno físico y psicológico extraordinario que merece especial atención. Es este hecho el que hace que la masturbación *mutua sea* muy superior al autoerotismo. Un marido puede así satisfacer a una esposa con sus dedos, o una esposa a su marido con su mano, mucho mejor de lo que cualquiera de los dos podría llevarse a sí mismo o a sí misma al clímax por sí solo. Este punto es de gran importancia, al considerar muchos de los actos sexuales de marido y mujer.

Por regla general, que el marido y la mujer hagan *lo que su deseo les impulse o sugiera, y tal como sientan que les* GUSTARÍA. Sólo esto, que todo sea con moderación. *Nada en exceso.*

Lo que sugiere la pregunta que se plantea a menudo: ¿Con qué frecuencia puede practicarse el coito? La respuesta es: con la frecuencia que *ambas partes* deseen, *pero nunca hasta el punto de cansar o agotar el cuerpo físico, mental o espiritual de* . Use el sentido común aquí como en cualquier otra parte. Comemos cuando tenemos hambre, pero es un error atiborrarse de comida. La misma regla se aplica al ejercicio sexual. *Satisfaga las llamadas de la naturaleza, pero NUNCA, se exceda en el asunto.* ¡SÉ TEMPLADO, VARONIL, FEMENINO! *No temas ni te avergüences de hacer lo que tu deseo y tu mejor juicio digan que es correcto. Usa el sentido común y no te equivocarás.*

Y no se desgasten el uno al otro, o los dos juntos, o el uno al otro. Muchos hombres insisten en sus derechos (NO

TIENEN DERECHOS) y se debilitan enormemente por el exceso de coito con sus esposas. Por el contrario, hay algunas mujeres que agotan la vida de sus maridos por las excesivas llamadas que les hacen para la gratificación sexual. En este último caso, un hombre "se irá a pique" mucho más rápido que una mujer sobreexigida. Para satisfacer a una mujer así, el hombre debe gastar al menos una vez cada vez que su mujer le llama. Esto consume sus fluidos vitales, en cada abrazo; pero, como se ha dicho, no hay escape de fluido vital de la mujer, cuando ella gasta, y por lo que puede alcanzar y pasar el orgasmo, una y otra vez, y todavía no tienen su vitalidad gravados. De hecho, en algunos casos, cuanto más a menudo una mujer gasta, más animada, robusta y saludable se vuelve. En caso de que personas no emparejadas se encuentren como marido y mujer, deben hacer todo lo posible para ajustarse a la condición del otro, teniendo siempre en mente el mejor bienestar, cada uno del otro.

Existen registros de mujeres que se deleitaban con una docena de veces en una sola noche. Una reina promulgó una ley según la cual todo hombre debía cohabitar con su esposa al menos siete veces cada noche. Por supuesto, era una mujer anormal, aunque el autor conoció una vez a un buen diácono ortodoxo que habría estado encantado de vivir bajo el imperio de una ley así, pues siete veces por noche era el límite que su mujer le imponía. Él también era anormal.

Lutero dijo que dos veces por semana era la regla para el coito, y ésta es una práctica muy común. Sin embargo, no se puede dar una regla absoluta, excepto que cada pareja actúe como sienta, manteniéndose siempre dentro de los límites del sentido común y la verdadera templanza.

Hay algunos hombres y mujeres tan constituidos, nerviosos o por temperamento, que se ven *obligados* a *limitar rigurosa*mente sus actos de coito. Algunos hombres no pueden realizar el acto más de una o dos veces al mes y mantener su salud. Para ellos, el acto consume su vitalidad tan severamente que los trastorna, en casi todos los casos. Durante el acto, son sometidos a choques nerviosos, "ven estrellas" y sufren rigores y sudores nerviosos que los debilitan gravemente. A menudo, también, estarán despiertos toda la noche después de participar en el acto, y serán más o menos un desastre para un día o dos después.

Algunas mujeres, también, son de una naturaleza similar de la organización, y se someten a experiencias similares. Por supuesto, en todos estos casos, se debe tener un cuidado inusual para nunca llegar al punto de exceso.

Es lamentable que se casen personas que no son compatibles en este sentido, especialmente si la diferencia entre los dos es de naturaleza pronunciada, como cuando el marido o la mujer es muy amoroso y viril, mientras que su pareja es incapaz de participar en el acto, en una medida considerable, sin sufrir por ello. Si se presenta tal caso, se debe sacar lo mejor de la situación, la parte más robusta acomodándose a la incompetencia o incapacidad de la otra, y la más débil haciendo todo lo que se pueda hacer para fortalecer y desarrollar su debilidad. Si se hace así, hay *muchas probabilidades de que, con el paso del tiempo, las partes se parezcan cada vez más: la fuerte cada vez más dócil y la más débil cada vez más robusta. Tómense su tiempo, ámense, cortejen y sean cortejados, y sólo obtendrán los mejores resultados.*

Ahora bien, hay algunas mujeres que se llaman "anestésicas", es decir, que no tienen pasión sexual, aunque las partes sexuales sean normales. Muchos médicos declaran que hasta el cuarenta por ciento de las mujeres *que se crían en la vida social moderna tienen* esta carencia. Estas mujeres practican el coito, aunque no obtienen ningún placer del acto. Nunca alcanzan el orgasmo, y no tienen ninguna sensación de placer del acto; rara vez segregan el fluido pre-coital, y por lo tanto la unión de los órganos, o su movimiento, nunca son fáciles o placenteros. Pueden llegar a ser madres, y a menudo tienen muchos hijos. Tal condición es muy de lamentar, y muchas mujeres sufren mucho por esta causa.

Es muy probable, sin embargo, que muchas mujeres que se cuentan como así carentes *no lo sean, en realidad.* Muchas mujeres comenzarán la vida matrimonial totalmente anestesiadas y, a menudo, alguna vez llegarán a ser normales en este sentido. *Esto sucede a menudo. Lo más probable es que muchas esposas no sean debidamente "cortejadas" por sus maridos -se* descuida la primera parte *del acto, o el marido se limita a actuar sobre sus derechos-* como una cabra, todo en un instante, ansioso sólo de satisfacer su propia *lujuria*; y que, *bajo tal tratamiento, la esposa nunca tenga una oportunidad justa de conocer realmente sus propios poderes.* Tales casos son tristes de narrar. En su mayor parte, *son el resultado de la ignorancia por parte del marido, y de la inocencia y la enseñanza errónea -la actitud mental equivocada- por parte de la esposa.* DE AHÍ LA NECESIDAD DE DAR INSTRUCCIONES A AMBOS.

Pero si casi cualquier mujer consigue la *actitud mental correcta* hacia el encuentro sexual, y entonces puede ser cortejada, como se ha prescrito en estas páginas, son *raros los* casos en que se puede encontrar una mujer que sea *realmente* anestésica. Si tú, esposa, o tú, marido, os encontráis en tal situación, intentad "cortejar", tal como aquí se expone, *en un estado de ánimo y espíritu adecuados, y saldréis bien parados. No hay duda de ello.*

Por el contrario, si el hombre es "impotente" hay pocas esperanzas de que alguna vez salga de esa condición, y las probabilidades son muchas a una de que nunca sea capaz de satisfacer sexualmente a su mujer. Puede que sea un "buen hombre", en cierto modo, pero nunca podrá ser un buen *marido*, en el pleno sentido de esa palabra.

Por otra parte, si una mujer se casa por dinero, o una casa, o una posición, o un lugar, o poder, o un "ticket de comida"- por *cualquier cosa menos por amor,* sin duda estará anestesiada *y seguirá estándolo.* Se lo merece. Se vende por un plato de potaje, quienquiera que sea. Puede ser una "buena mujer", pero nunca una buena *esposa.*

A veces se plantea la cuestión de hasta qué edad los órganos sexuales pueden funcionar de forma placentera y saludable para las partes interesadas. Y aquí, como en otras partes, la respuesta sólo puede ser que todo depende del individuo. Pero esto es cierto, que, por regla general, el estado del individuo durante los años de vida activa persistirá, incluso hasta la vejez, si las funciones sexuales se utilizan y no se abusa de ellas. Sin embargo, no hay ninguna función del cuerpo que se "vaya a pique" más rápidamente, y que siempre sea una ruina, como lo serán los órganos sexuales, si no se tratan correctamente.

Y esto funciona en ambos sentidos: Si se controla demasiado rigurosamente, *si se niega todo funcionamiento, las partes se atrofiarán, en detrimento de toda la naturaleza, física, mental y espiritual.* El cuerpo se "secará", los órganos sexuales se marchitarán, y es muy probable que se produzca un encogimiento correspondiente de todo el hombre o la mujer, en todas las partes del ser.

Por otra parte, un exceso de funcionamiento sexual privará pronto al individuo de todo poder de este tipo. Un hombre, en su vida relativamente temprana, perderá el poder de la erección, o tumescencia por completo, como resultado del exceso, ya sea por la masturbación o por coito demasiado frecuente; y por parte de la mujer, muchas condiciones desafortunadas son susceptibles de surgir. Sin embargo, por las razones que ya se han dicho, una mujer que es fuertemente sexuada, y de una naturaleza amorosa pronunciada, puede mantener incluso un gran exceso de ejercicio sexual sin sufrir tales malos resultados como le ocurriría a un hombre que debería complacerse. Es decir, una esposa excesivamente apasionada puede desgastar mucho antes la vida de un marido que sólo es moderadamente amoroso, que un marido anormalmente apasionado puede desgastar a una esposa moderadamente amorosa.

Pero si la naturaleza sexual del marido y la mujer están bien cuidados durante los años de vida activa, ni demasiado restringido o demasiado profusamente ejercido, el poder de funcionamiento de los órganos sexuales se mantendrá, incluso a la vejez, con todos sus poderes que dan placer y sensaciones intactas. Este es un hecho fisiológico maravilloso, que lleva a una conclusión, como sigue:-

Este hecho de la permanencia de las cualidades del poder del funcionamiento sexual, incluso hasta la vejez, es la prueba suprema de que el sexo, en la familia humana, *sirve para algo más que para la reproducción.*

Porque, ¡mira! Una mujer pierde el poder de concebir cuando alcanza el "giro de la vida", cuando cesa su menstruación, es decir, cuando tiene entre cuarenta y cincuenta años de edad. Y si el placer en el coito sólo sirve para inducirla a participar en el acto con el fin de aumentar la probabilidad de quedar embarazada, si este es el *único* propósito del deseo de tener relaciones sexuales, tal deseo, tal placer, *debería cesar* en ese período de la vida femenina. *Pero no es así en absoluto.* Si una esposa es una mujer normal, sexualmente, y no ha abusado de su naturaleza sexual, ni la ha hecho abusar, ni la ha descuidado, y es una mujer sana, ¡disfrutará del coito tanto después de haber pasado su fecha número tres y diez en su vida como lo hacía antes! Puede que no le interese participar en el acto con tanta frecuencia como en sus días de juventud; pero si es bien cortejada por su antiguo amante, todas las alegrías de los días anteriores siguen siendo suyas, en la misma medida que siempre. Y lo que es cierto para ella, es cierto para su marido, si él se conserva bien, como ella, nunca ha abusado de sí mismo ni ha sido abusado.

Esta es una recompensa a la virtud, para los viejos amantes, que paga una gran prima a la recta acción sexual en los primeros años. Más que todo, *es una prueba, más allá de toda duda, de que el propósito del sexo en la humanidad es algo más que la procreación, que existe tal cosa como el Arte del Amor, y que debe ser enseñado y bien aprendido por cada esposo y esposa, en su temprana vida matrimonial.*

X. LIMPIEZA

Difícilmente parecería necesario decirlo, y sin embargo muchas experiencias de esposos y esposas prueban que es necesario decirlo, que ambas partes deben poner gran cuidado en mantener sus cuerpos, todas sus partes, siempre dulces y limpias. Por extraño que parezca, muchas esposas son sumamente descuidadas a este respecto. Es cosa común entre los hombres, que las rameras se esmeran más en hacer y mantener sus cuerpos, y especialmente sus genitales, limpios y atractivos, que muchas esposas. Ciertamente, esto no debería ser así y, sin embargo, a menudo lo es.

Y eso es sólo otro resultado desafortunado que surge del sentimiento de "Oh, ahora estamos casados". La esposa o el esposo sienten que ya no hay necesidad de cortejarse. Todo lo cual conduce al ¡ay, ay, ay! La esposa debe mantener todo su cuerpo tan dulce y limpio que su marido pueda besarla de pies a cabeza, si quiere; y lo más probable es que quiera, si ella se mantiene así. En un caso, tal caricia es un poco del cielo para un marido, en el otro es un poco del infierno. Repugnará donde debería deleitar. Y cuando una esposa disgusta a su marido, ha llegado el fin de una vida matrimonial feliz.

La esposa debe lavarse siempre la vulva con jabón y agua tibia antes de acostarse, y si se va a practicar el reservatus por la mañana, después de orinar, debe limpiar a fondo las partes antes de que tenga lugar la unión. Que sea *siempre* consciente de mantener su "copa de amor" digna de conocer a su amante.

Y el marido debe ser igualmente cuidadoso para mantener su cuerpo dulce y limpio. Debe lavarse el glande del pene a fondo, con agua y jabón, al menos una vez al día, retrayendo el prepucio para limpiar completamente la inserción sobre la glándula, que segrega una sustancia que muy pronto emite un olor ofensivo a menos que se elimine. Ambas partes deben mantener sus axilas de manera que no sean "malolientes", y los pies deben mantenerse igualmente inodoros.

Una de las principales objeciones a fumar o mascar tabaco es que estropea el aliento y lo hace ofensivo para la esposa, cuando debería ser de lo más atractivo. En una palabra, tanto el marido como la mujer no pueden ser demasiado cuidadosos, en todos los sentidos, en hacer y mantener sus cuerpos mutuamente atractivos. Como ya se ha dicho, el único objetivo de toda la experiencia sexual de un marido y su esposa debe ser elevar la función cada vez más *lejos* del plano de gratificación *física* y elevarla continuamente hacia el reino del *deleite mental* y *espiritual*. Esta es una misión del sexo en la familia humana que debe aprovecharse al máximo. Implica el cultivo del Arte de Amar, que es verdaderamente el arte de las artes, por excelencia.

El secreto del éxito en el establecimiento de relaciones sexuales justas y felices entre marido y mujer es, por parte del hombre, que *todas sus acciones sean las de un caballero cariñoso*. Esto no significa afeminamiento por su parte: debe ser viril, audaz, fuerte, agresivo, positivo, *convincente*. Y, sin embargo, todas estas virtudes varoniles deben expresarse en términos de ACTOS *cariñosos y amables*. Es una paradoja, pero es verdad.

Por parte de la mujer, lo más importante es que alcance una *actitud mental y espiritual correcta hacia su propia naturaleza sexual y la de su marido, y hacia su expresión común.* Todo su adiestramiento y su medio ambiente le impiden ahora ese logro; pero si es una verdadera mujer, su naturaleza le revelará la verdad, y si confía en ella -haciendo lo que la impulsa a hacer-, saldrá bien librada. Llevará tiempo alcanzar tales resultados; pero si persiste, lo logrará. Que se dé cuenta de que el sexo en el hombre y en la mujer *no es* impuro, vulgar, bajo, pecaminoso, sino que es *limpio, puro, elevado*, nacido de Dios. Ejercido correctamente, conduce al más alto bienestar tanto del marido como de la mujer; los lleva a su más noble físico, mental y espiritual y mejor. Que la esposa obtenga esta visión de la situación, que es la única verdadera, y luego que actúe en consecuencia, y lo habrá logrado. Un marido y una mujer que han alcanzado este *modus vivendi* han establecido un cielo en la tierra.

NOTA DEL EDITOR

La descripción que hace el Dr. Long del "Tiempo Libre" debe ser comprendida cabalmente por los lectores de este libro. Dado que es prácticamente imposible llevar a cabo pruebas científicas exactas bajo un control estricto (la razón de lo cual se puede entender fácilmente) hay mucha diferencia de opinión entre los médicos y sexólogos sobre este tema.

Algunos dicen que no existe el "Tiempo Libre". Otros están de acuerdo con el Dr. Long en que existe un periodo de "Tiempo Libre". Y un tercer grupo adopta el punto de vista conservador de que son necesarias más pruebas. Los editores ofrecen esta explicación como comentario necesario.

XI. EMBARAZO

Y ahora sólo unas palabras sobre tener hijos, y este tratado terminará.

Como ya se ha dicho, todo verdadero esposo y esposa que estén lo suficientemente bien y fuertes, y que estén razonablemente provistos de los bienes de este mundo, deben tener y criar al menos dos hijos. El mundo necesita al menos tantos, incluso si todos los niños vivieran y crecieran, para mantener el número constante de personas en la tierra. Pero, mucho más que esto, el esposo y la esposa necesitan hijos *para completar un hogar, y un hogar completo es el logro supremo de la vida humana.*

Esto no significa que las personas no deban casarse a menos que puedan tener hijos; hay muchas mujeres que ni siquiera deberían intentar ser madres. Pero a éstas no se les debe privar de todo goce sexual por este motivo. Al contrario, lo mejor para ellas, en la mayoría de los casos, es que se casen y vivan así una vida sexual normal, en todos los aspectos excepto en la paternidad.

Pero, en su mayor parte, los maridos y las mujeres *pueden* tener hijos, si así lo desean, *y DEBERÍAN desearlo.*

Y, así lo desean, la pregunta es: ¿Cómo pueden satisfacer mejor ese deseo?

En realidad, es muy poco lo que se sabe sobre la procreación de los hijos y la obtención de los mejores resultados. Las leyes de la herencia humana son, en su mayor parte, desconocidas. Pero el sentido común parecería indicar algunas cosas que deben ser las mejores en las premisas.

Por lo tanto, parece ser lo mejor que el marido y la mujer estén en buenas condiciones físicas cuando se engendra un hijo. Más aún, parece correcto que el acto de engendrar sea *deliberado* y no una mera *casualidad*. Por lo tanto, en general, es bueno que el marido y la mujer *se pongan de acuerdo* sobre el momento de engendrar un hijo, y *deliberadamente lleven a cabo una reunión sexual para tal fin.* Aunque, instintivamente, uno siente que tal reunión deliberada podría ser demasiado práctica, demasiado fría y formal, carente de sangre caliente y emoción genuina; aún así, las probabilidades son que incluso esto podría superarse, si se tiene en mente y se "prevé".

En relación con lo que ya se ha dicho, es evidente que un abrazo que ha de dar lugar a un embarazo debe ser uno de los más perfectos que puedan experimentarse, uno en el que, en un éxtasis de deleite amoroso, marido y mujer fundan sus almas y sus cuerpos en una unidad perfecta; parecería que de un encuentro así podrían surgir los mejores, y sólo los mejores resultados.

Y así, si el marido y la mujer están de acuerdo en que a partir de un momento dado, dejarán de tener cuidado para evitar la concepción; y luego, en algún momento *inmediatamente después del quinto día después del comienzo del flujo menstrual,* se encontrarán naturalmente en un *abrazo perfecto*, las probabilidades son que habrán hecho lo mejor posible para asegurar los más altos resultados alcanzables del acto de engendrar un hijo.

Por regla general, el momento adecuado para engendrar es entre el *quinto* y el *décimo* día después del comienzo del flujo menstrual. Sin embargo, a veces es mejor hacer el encuentro antes, incluso antes de que el flujo haya cesado. Algunas mujeres concebirán entonces y no podrán hacerlo en ningún otro momento. Y así, si una mujer no puede concebir entre el quinto y el décimo día, como se ha señalado, que se intente una fecha anterior. Si esto falla, consulte a un médico de confianza.

Hay que decir, también, que posponer *demasiado el tener hijos*, es muy apto para resultar en la esterilidad de la esposa. Muchas esposas jóvenes, que realmente han deseado tener hijos *alguna vez*, y que se sentirían muy afligidas si pensaran que *no* podrían tener un hijo, han seguido posponiéndolo, y lo han hecho *tan a menudo*, y durante *tanto tiempo*, que, cuando llega el "día conveniente", descubren que han "pecado su día de gracia".

En general, el primer hijo no debería nacer mucho más tarde de dos años después del matrimonio. Por supuesto, hay excepciones, pero es una buena regla.

Tened hijos cuando seáis jóvenes. Esto es de sentido común, es lo mejor a largo plazo, y es lo mejor que se puede hacer, noventa y nueve veces de cada cien. Así, estarás más cerca de la edad de tus hijos cuando crezcan que si hubieras esperado a tener treinta y tantos años para tenerlos. Si tu hijo o hija sólo tiene veintitantos años menos que tú, puedes ser "niños" con ellos. Si tienes cuarenta años cuando nazcan, siempre serás "viejos" para ellos. Tened los niños cuando seáis jóvenes. Es mucho mejor así.

Si del encuentro de marido y mujer no surgen hijos, consulte a un buen médico. Pero, en tal caso, si ninguna de las partes tiene la culpa, o incluso de lo contrario, saquen lo mejor de la situación, ámense y aprovechen al máximo la vida conyugal con lo que les queda.

Sobre todo, con hijos o sin ellos (y mil veces mejor con ellos) hacer un hogar que sea un hogar. Para eso sirve el sexo en la familia humana, para eso sirve la vida matrimonial: para hacer un hogar. Casi todo lo que hace un hogar gira en torno al sexo. Dos *hombres normales no* pueden formar un hogar. Dos *mujeres normales no* pueden formar un hogar. *Se necesita un hombre y una mujer para formar un hogar. Se necesitan padre, madre e hijos para formar el hogar más perfecto. Decídanse a tener el hogar más perfecto y hagan todo lo posible por conseguirlo.*

A menudo surge en la mente de maridos y esposas concienciados la pregunta de si es correcto o no practicar el coito durante el embarazo. En este punto, las autoridades difieren, aunque la mayoría de ellas están en contra de tal práctica. Las razones que dan para tal decisión adversa se basan todas en la misma vieja mentira infernal, a saber, que, sexualmente, el hombre es un mero animal, y por lo tanto está sujeto a las leyes y prácticas de la mera animalidad. Este es el peor ultraje jamás perfeccionado por una falsa filosofía, que se anuncia como la voluntad de Dios. ¡Fuera de aquí!

La simple verdad, es que, si el marido y la mujer han *dominado el Arte del Amor*, de modo que se *desean mutuamente, y ambos anhelan el ejercicio sexual durante el período de gestación*, es *perfectamente correcto* y SABIO que satisfagan sus deseos COMUNES naturales.

Por supuesto, en tal ejercicio, se debe tener el máximo cuidado de no presionar demasiado fuerte sobre la región pélvica de la mujer, y en este sentido, la palabra de precaución debe ser escuchada, tanto por la futura madre como por su pareja. Porque, en la intensidad de un orgasmo, ella puede tener la tentación de apretar su cuerpo con demasiada violencia contra su marido, y así podría resultar un posible daño. Especialmente si el marido adopta una posición superior durante el acto, debe tener doble cuidado de no permitir que el peso de su cuerpo descanse sobre la parte agrandada de la anatomía de la esposa, ni en lo más mínimo.

De hecho, la posición más segura para el coito, durante el embarazo es, la mujer boca arriba, y el hombre con las caderas en la cama debajo de la de ella, de modo que no hay posibilidad de presión sobre su abdomen, que está perfectamente libre, en esta posición. En esta posición, el acto puede realizarse, durante el embarazo, tantas veces como se desee, en beneficio de ambas partes.

Muchas mujeres embarazadas son más apasionadas de lo habitual durante el período de gestación. Este es especialmente el caso cuando la esposa es feliz en su estado, cuando se regocija con una alegría excesivamente grande de que está en camino de experimentar la corona divina de la condición de esposa: ¡la maternidad! Cuando una mujer así desea a su marido en el abrazo del amor, es cruel privarla de su anhelado deleite.

Por otra parte, una esposa que no está embarazada, y que desea legítimamente seguir estándolo, puede tener cierto temor de quedar embarazada cuando se encuentre con su marido, y por lo tanto dudar en dar rienda suelta a su pasión, perdiéndose así las mayores delicias de un abrazo; pero si está embarazada, y por lo tanto no tiene ningún temor a este respecto, puede entregarse al abandono total a sus impulsos.

Sobre este punto, la última palabra es, utilizar el *sentido común*, en un *espíritu de absoluta* MUTUALIDAD.

Ni que decir tiene que sería perverso, por no decir un delito, que un marido *obligara* a su mujer a practicar el coito durante el embarazo, en contra de su voluntad. Por otra parte, muchas esposas han experimentado por primera vez un orgasmo al encontrarse con su marido durante el embarazo. La razón de esto es que su miedo a quedarse embarazada no está presente en ese momento, una condición que antes le ha impedido llegar al clímax.

También es cierto que muchas esposas alivian y deleitan a sus maridos si, en ocasiones, y según el deseo de ambos, le alivian con su mano; o a veces, que se alivian mutuamente por este medio durante el embarazo. ambos desean, ella le alivia con su mano; o a veces, que se dedican a aliviarse mutuamente por este medio durante el embarazo.

XII. CONCLUSIÓN

Al cerrar este volumen, el autor desea decir, como al abrirlo, que no se ofrece ninguna disculpa por lo que se ha escrito o dicho aquí. Todo ha sido escrito con amor, por un amante, para el bien de los amantes que aún están por llegar, *con la esperanza de ayudarles a alcanzar una consumación divina.*

Como dirección final, *domina el Arte del Amor, que es el arte más divino de todo el mundo; luego estudia y haz todo lo posible por dominar la Ciencia de la Procreación.* Son estas dos, el Arte del Amor y la Ciencia de la Procreación, las que, juntas, hacen que la vida matrimonial sea un éxito. Sin ellas, o, seguramente, sin la primera, no puede existir el verdadero matrimonio. Por lo tanto, esto es lo *primero que hay* que aprender, que hay que dominar. Merece el estudio más cuidadoso, el experimento más fiel.

Es correcto que las personas que nunca pueden tener hijos se casen y compartan entre sí los placeres sexuales mutuos. Es mucho mejor que un marido y una mujer, habiendo aprendido el Arte del Amor, tengan hijos-y un hogar.

Tres veces felices son los amantes casados que viven en el espíritu de este sentimiento, exaltado al más alto plano espiritual; y si, de tales intercambios de amor se engendran y nacen hijos, y se establece un hogar perfecto , entonces la vida matrimonial vale la pena ser vivida. Dios los ha unido y nada puede separarlos.

Este volumen no es algo para leer una vez y luego dejarlo a un lado y olvidarlo. Debe ser estudiado, experimentado, leído una y otra vez, especialmente por aquellos que tienen dificultades en la vida matrimonial que superar. Y para *todos los* jóvenes casados, debería ser una especie de Guía de la Felicidad que debería ser consultada con frecuencia y sus instrucciones "probadas" y seguidas hasta el límite.

El hecho es que, en el verdadero matrimonio, ni el marido ni la mujer pueden ser egoístamente supremos. Si el egoísmo se impone, ya sea por parte del marido o de la mujer, es seguro que sobrevendrá el infierno. No puede haber verdadero matrimonio bajo tales circunstancias, porque no hay supremacía en el verdadero amor, y es sólo el verdadero amor el que puede hacer perdurable un verdadero matrimonio. En el verdadero matrimonio, tal como Dios y la Naturaleza lo han diseñado, existe una camaradería perfecta, iguales caminando con iguales, con el principio del amor y la ayuda mutua compartida por ambos. Que ningún lector de este libro olvide estos hechos primordiales, ni deje de actuar de acuerdo con ellos. Porque de tales es el Reino de los Cielos.

H.W. LONG

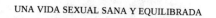

OTROS TÍTULOS

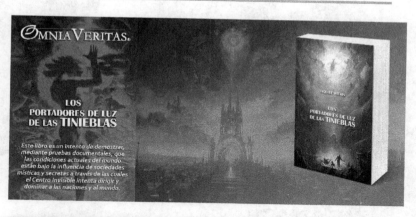

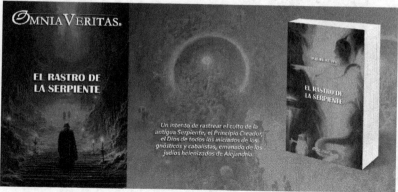

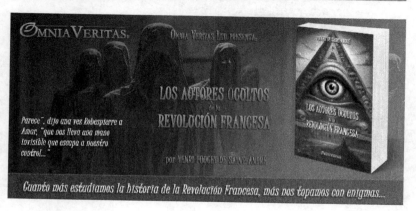

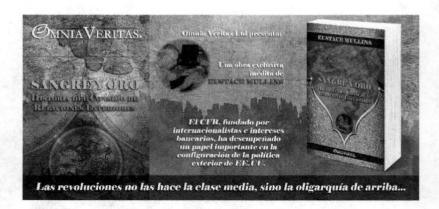

Las revoluciones no las hace la clase media, sino la oligarquía de arriba...

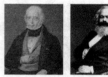

Omnia Veritas Ltd presenta:

HISTORIA PROSCRITA
I
LOS BANQUEROS Y LAS REVOLUCIONES

POR

VICTORIA FORNER

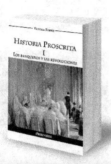

Los procesos revolucionarios necesitan agentes, organización y, sobre todo, financiación, dinero.

LAS COSAS NO SON A VECES LO QUE APARENTAN...

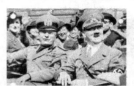

Omnia Veritas Ltd presenta:

HISTORIA PROSCRITA
II
LA HISTORIA SILENCIADA DE ENTREGUERRAS

POR

VICTORIA FORNER

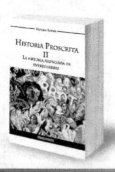

"El verdadero crimen es acabar una guerra con el fin de hacer inevitable la próxima."

EL TRATADO DE VERSALLES FUE "UN DICTADO DE ODIO Y DE LATROCINIO"

OMNIA VERITAS

Omnia Veritas Ltd presenta:

HISTORIA PROSCRITA
III
LA II GUERRA MUNDIAL
Y LA POSGUERRA

POR

VICTORIA FORNER

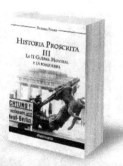

Distintas fuerzas trabajaban para la guerra en los países europeos

MUCHOS AGENTES SERVÍAN INTERESES DE UN PARTIDO BELICISTA TRANSNACIONAL

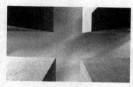

OMNIA VERITAS

Omnia Veritas Ltd presenta:

HISTORIA PROSCRITA
IV
HOLOCAUSTO JUDÍO, NUEVO DOGMA DE FE PARA LA HUMANIDAD

POR

VICTORIA FORNER

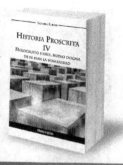

Nunca en la historia de la humanidad se había producido una circunstancia como la que estudiaremos...

UN HECHO HISTÓRICO SE HA CONVERTIDO EN DOGMA DE FE

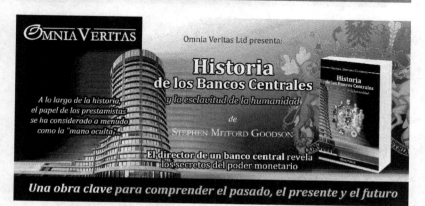

Una obra clave para comprender el pasado, el presente y el futuro

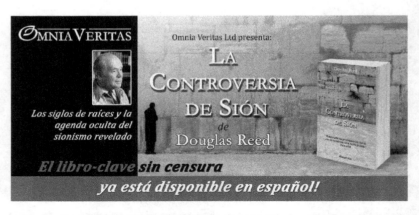

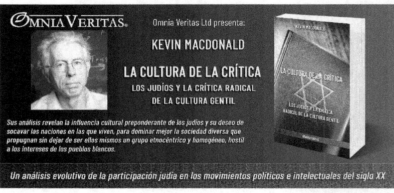

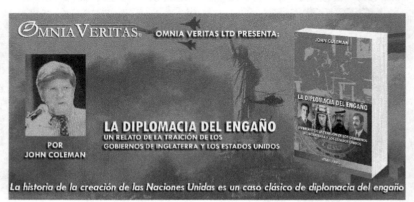

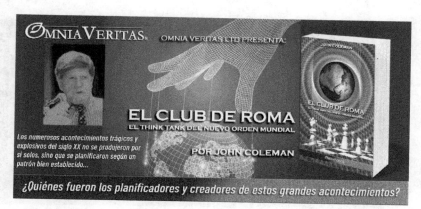

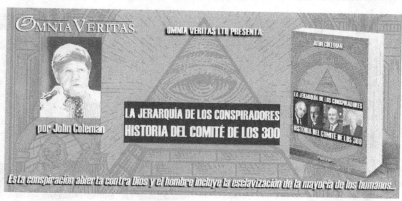

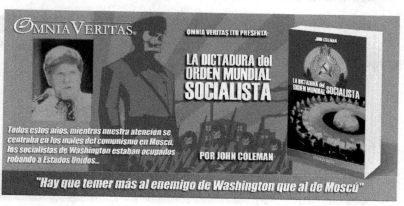

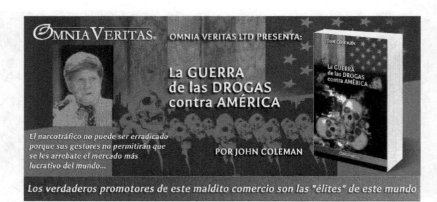

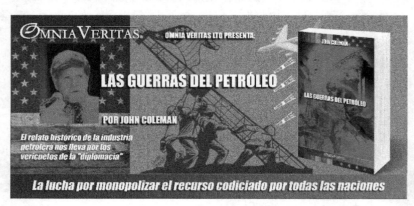

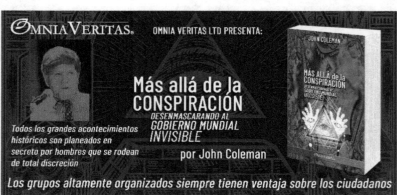

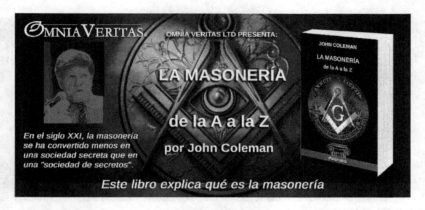

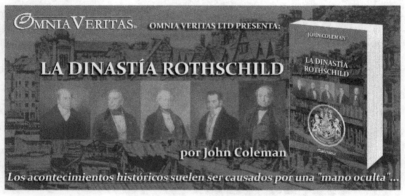

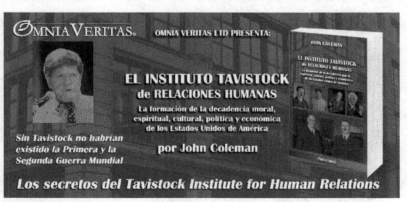

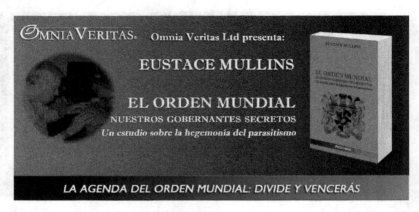

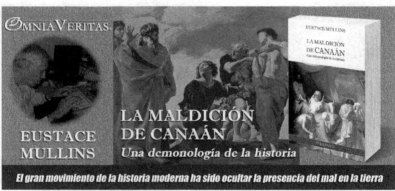

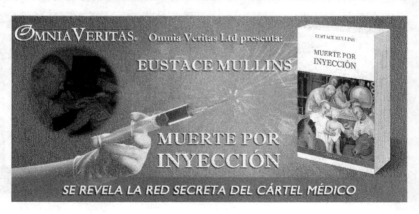

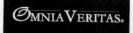
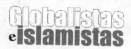
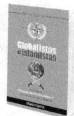
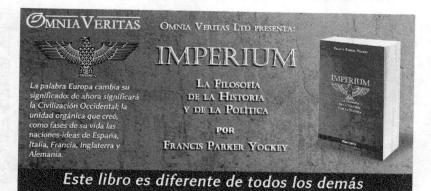
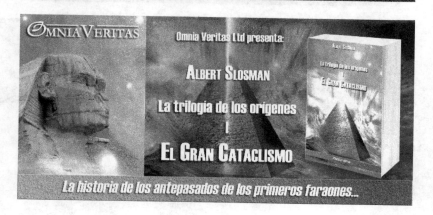

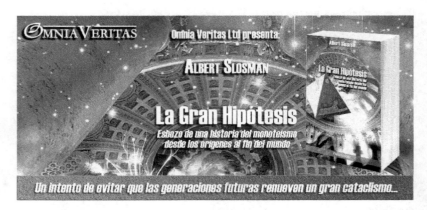

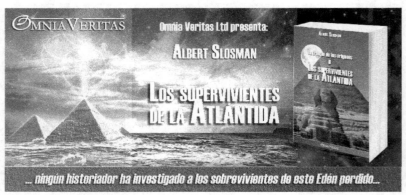

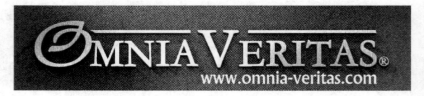